Sangeetha Priyadarshini K
Russia Marimuthu
Vidyashree Nandini V

Estética em Implantologia

Sangeetha Priyadarshini K
Russia Marimuthu
Vidyashree Nandini V

Estética em Implantologia

ScienciaScripts

Imprint

Any brand names and product names mentioned in this book are subject to trademark, brand or patent protection and are trademarks or registered trademarks of their respective holders. The use of brand names, product names, common names, trade names, product descriptions etc. even without a particular marking in this work is in no way to be construed to mean that such names may be regarded as unrestricted in respect of trademark and brand protection legislation and could thus be used by anyone.

Cover image: www.ingimage.com

This book is a translation from the original published under ISBN 978-620-6-68648-4.

Publisher:
Sciencia Scripts
is a trademark of
Dodo Books Indian Ocean Ltd. and OmniScriptum S.R.L publishing group

120 High Road, East Finchley, London, N2 9ED, United Kingdom
Str. Armeneasca 28/1, office 1, Chisinau MD-2012, Republic of Moldova, Europe
Printed at: see last page
ISBN: 978-620-6-39343-6

CONTEÚDO

INTRODUÇÃO

A implantologia dentária é atualmente considerada uma opção de tratamento fiável para a falta de dentes, tanto a nível funcional como estético. A medicina dentária estética esforça-se por fundir a função e a beleza com os valores e as necessidades individuais de cada paciente. A medicina dentária estética envolve uma certa atitude, bem como capacidade artística e competência técnica. A cor dos dentes é obviamente essencial para o resultado final, mas o planeamento do tratamento estético nunca deve ser concebido apenas com base em melhorias de tonalidade. O nosso objetivo, enquanto clínicos, é conseguir uma composição agradável no sorriso - criar uma disposição dos vários elementos estéticos numa proporção ou relação adequada, de acordo com princípios conhecidos.

O objetivo final da prótese sobre implantes é restaurar a função e a estética. Um dos principais desafios para satisfazer a componente estética é a gestão dos tecidos moles em redor do implante, quer na altura da colocação cirúrgica, quer na fase de revelação, quer imediatamente antes da moldagem. Para ser considerado bem sucedido, um implante dentário deve permitir a colocação de uma restauração que proporcione uma aparência estética adequada.

O principal objetivo do procedimento de cirurgia de implantes em duas fases, tal como descrito por Branemark, é permitir que o osso cicatrize e se remodele à volta do implante, cobrindo-o durante 3 a 6 meses. Uma vez terminado o período inicial de cicatrização, a osteointegração depende então de uma conceção protética adequada, de uma higiene regular e da manutenção do implante e da prótese. É universalmente aceite que a posição ideal do dente para as restaurações de implantes deve ser identificada antes da colocação cirúrgica do implante. As restaurações fixas de um único dente têm registado a taxa de sucesso mais elevada em comparação com outras opções de tratamento e, apesar de todas as dificuldades técnicas, os implantes anteriores de um único dente são a modalidade de escolha para a substituição de dentes maxilares anteriores em falta.

A natureza protético-dependente do tratamento com implantes dentários e a necessidade de um perfil de emergência ótimo ao nível gengival do implante levou ao desenvolvimento de diâmetros e contornos alternativos para os pilares dos implantes. O objetivo do tratamento do paciente não é a colocação do implante em si, mas sim uma restauração funcional e estética. Por conseguinte, é fundamental que seja inicialmente colocada uma restauração provisória personalizada, permitindo que os tecidos cicatrizem de acordo com o contorno cervical exato e o perfil de emergência da restauração definitiva planeada.

O *perfil de emergência* é definido como a porção do contorno do dente que se estende desde a base do sulco gengival, passando pela margem gengival livre, até à altura do contorno facial e lingual e até às áreas de contacto proximais. Os dentes humanos, em geral, têm perfis de emergência rectos no terço gengival, o que ajuda a promover a saúde gengival e a prevenir a retenção de placa bacteriana. Foi demonstrado que as alterações no contorno dos dentes naturais afectam negativamente a saúde gengival.[3]

A utilização de implantes osseo-integrados na reabilitação oral tornou-se um padrão de cuidados na prática diária. Este desenvolvimento foi iniciado há mais de 40 anos em pacientes totalmente edêntulos. Desde meados dos anos 80, os implantes osseo-integrados têm sido cada vez mais utilizados e documentados em pacientes parcialmente edêntulos.[1-6]

Em muitos centros clínicos ou consultórios, a substituição de um único dente por uma coroa suportada por implantes tornou-se uma indicação frequente para a terapia com implantes. Em locais posteriores, o principal objetivo da substituição de um único dente é o restabelecimento da função mastigatória.[10]

As considerações estéticas nestas áreas são menos frequentemente motivo de preocupação. Em contraste, os locais anteriores estão mais provavelmente ligados a expectativas estéticas e apresentam frequentemente um desafio considerável para os clínicos e técnicos de prótese dentária, porque vários factores de risco locais têm o potencial de comprometer a previsibilidade dos resultados. Para além de definir técnicas para alcançar resultados de tratamento estéticos e funcionais, os clínicos tentaram encurtar o tempo total de tratamento e minimizar o número de intervenções cirúrgicas para aumentar a atratividade da terapia com implantes para os pacientes. Estas tentativas têm recebido uma atenção crescente nos últimos anos, em particular no que diz respeito à substituição de um único dente após a extração. No final dos anos 80, a colocação tardia de implantes com um período de cicatrização de 6 a 12 meses após a extração era o padrão de tratamento. Desde então, têm sido propostas abordagens alternativas, como a colocação imediata de implantes no momento da extração ou a colocação precoce de implantes, que inclui algumas semanas de cicatrização dos tecidos moles antes da inserção do implante. Ambas as abordagens requerem um procedimento de aumento ósseo simultâneo na maioria dos pacientes para regenerar os defeitos ósseos peri-implantares.

Os implantes colocados em alvéolos de extração demonstraram ser uma alternativa previsível às abordagens de tratamento convencionais. Na prática clínica, surgiram dois protocolos de tratamento: o protocolo submerso e o protocolo não submerso. No protocolo submerso, o encerramento primário da ferida é conseguido utilizando uma variedade de técnicas de retalho e de enxerto de tecidos moles. É então necessário um segundo procedimento cirúrgico para expor o implante para a conexão do pilar. No protocolo não submerso, os retalhos cirúrgicos são adaptados a um pilar de cicatrização para permitir a cicatrização da ferida com o pilar exposto à cavidade oral. Relatórios recentes demonstraram um preenchimento clinicamente bem sucedido do defeito marginal peri-implantar quando é utilizada uma abordagem não submersa em conjunto com enxertos ósseos e membranas de barreira e com um coágulo sanguíneo isolado no defeito.[11]

Com o aparecimento de novas tecnologias e materiais protéticos, existe uma tendência crescente para o planeamento de próteses fixas implanto-suportadas para o maxilar desdentado. No entanto, a reabilitação protética fixa do maxilar desdentado é conhecida por ser um desafio e requer um planeamento meticuloso. Tal deve-se principalmente à anatomia natural do maxilar, ao padrão de reabsorção óssea, à qualidade do osso para colocação do implante, ao desenvolvimento do perfil de emergência da prótese, a questões de higiene oral, ao papel dos dentes e dos tecidos duros na fala e à importância da prótese na estética facial e dentária. Os avanços tecnológicos e uma gama mais alargada de desenhos de próteses fixas permitiram contornar algumas destas questões. Os desenhos protéticos diferem principalmente pelo modo de retenção, mistura de material protético, desenho da estrutura e utilização de material protético da cor da gengiva. [4]

As limitações anatómicas e financeiras ditam em primeiro lugar a escolha de um desenho de prótese fixa. Independentemente do desenho, é importante que a estética facial e dentária conferida pela prótese não seja comprometida. Além disso, os princípios da estética da prótese completa devem ser a base para todas as reabilitações protéticas fixas em pacientes edêntulos.

A colocação imediata de implantes (IIP) e a provisionalização ganharam um interesse científico considerável nos últimos 20 anos. Embora a minimização da duração do edentulismo e do número de intervenções cirúrgicas possa ser vantajosa para cirurgiões e pacientes, a PII não é capaz de atenuar a remodelação dos tecidos moles e duros vestibulares após a extração dentária. Isto pode resultar em resultados insatisfatórios, uma vez que a substituição estética de um único dente engloba tanto a aparência natural da restauração como a mucosa peri-implantar. A complicação mais comum após a PII é a recessão do meio da face, que irá afetar esteticamente o paciente.[2]

Esta dissertação descreve os princípios estéticos e a anatomia dos tecidos moles peri-implantares. Também descreve a gestão protética após a colocação do implante, a provisionalização e os factores de risco estético envolvidos.

TERMINOLOGIAS

➢ **Implante** - Qualquer objeto ou material, como uma substância aloplástica ou outro tecido, que é parcial ou totalmente inserido e enxertado no corpo para fins terapêuticos, de diagnóstico, protéticos e experimentais

➢ **Implante dentário** - Dispositivo protético de material aloplástico implantado nos tecidos orais sob a camada mucosa e/ou periosteal e sobre/no interior do osso para proporcionar retenção e suporte a uma prótese fixa ou removível, uma substância que é colocada no interior e/ou sobre o osso do maxilar para suportar a utilização de uma prótese fixa ou removível. Embora os implantes dentários possam ser classificados com base nos seus componentes de ancoragem, no que se refere ao osso que fornece suporte e estabilidade.

Assim, existem 3 tipos básicos de implantes dentários

-   Implante dentário eposteal

-   Implante dentário endosteal

-   Implante dentário transosteal

Alguns implantes dentários possuem componentes eposteais e endosteais. A decisão sobre qual o sistema de ancoragem que fornece o maior apoio aquando da colocação inicial determina qual a categoria utilizada para melhor descrever o implante dentário

➢ **Pilar de implante** - A porção de um implante dentário que serve para suportar e/ou reter qualquer prótese - frequentemente, os pilares de implantes dentários, especialmente os utilizados com implantes dentários endósteos, são alterados para alterar o design ou a utilização do pilar antes de ser fabricada uma prótese definitiva. Este pilar preliminar é designado por "pilar provisório". O pilar escolhido para suportar a prótese definitiva é designado por "pilar definitivo". O pilar de implante dentário pode ser descrito pela forma, material ou factores especiais de design.

➢ **Fixação de implantes**

1)	Expressão de gíria para os meios de retenção do pilar do implante dentário no corpo do implante dentário.

2)	A interconexão bioquímica/mecânica entre o implante dentário e os tecidos aos quais está ligado.

➢	**Corpo do implante** - A porção de um implante dentário que fornece suporte para o(s) pilar(es) através da adaptação sobre (epo-ósseo), dentro (endósteo) ou através (trans-ósseo) do osso.

➢	**Barra de ligação para implantes** - Utilização - uma barra de ligação não é um dispositivo implantável. Recebe apoio e estabilidade dos implantes dentários através do pilar do implante dentário e é designada por estrutura.

➢	**Coroa de implante** - Uma coroa ou prótese dentária fixa não é um dispositivo implantável. A prótese recebe apoio e estabilidade do implante dentário.

➢	**Implantologia** - A seleção, o planeamento, o desenvolvimento, a colocação e a manutenção de restaurações utilizando implantes dentários.

➢	**Prótese sobre implantes** - Uma prótese não é um dispositivo implantável. As próteses dentárias, bem como as próteses maxilofaciais, podem ser suportadas e retidas, em parte ou na totalidade, por implantes dentários. A terminologia para ajudar a descrever os meios de retenção, suporte e materiais dentários deve ser limitada à concatenação de três e não mais de quatro adjectivos para proporcionar clareza. A terminologia descritiva expressa como adjectivos para uma prótese dentária exacta pode incluir o método de retenção, a composição e a natureza do suporte, as características de conceção e a forma de ancoragem.

➢	**Infraestrutura do implante** - Um implante dentário pode ter uma infraestrutura, a referência geométrica correcta para essa área do implante é referenciada em relação ao eixo longo do implante dentário, neste caso a parte inferior do implante dentário.

➢	**Interface do implante** - A junção da superfície de um implante dentário e o tecido hospedeiro circundante.

➢	**Prótese sobre implantes** - A prótese não é um dispositivo implantável. As próteses dentárias, como as coroas e outras próteses dentárias fixas, bem como as próteses maxilofaciais, podem ser suportadas e retidas, em parte ou na totalidade, por implantes dentários. A terminologia para ajudar a compreender os meios de retenção e suporte deve ser limitada à concatenação de três e não mais de quatro adjectivos para proporcionar clareza.

➢	**Prótese sobre implantes** - A fase da prótese dentária que consiste na substituição de dentes em falta e/ou estruturas associadas por restaurações que são fixadas a implantes dentários.

➢	**Subestrutura do implante** - A estrutura metálica de um implante dentário epo-steal que está embutida sob os tecidos moles, em contacto com o osso e estabilizada por meio de um parafuso endosteal. Os tecidos periosteais mantêm a estrutura no osso. A estrutura suporta a prótese, frequentemente através do pilar do implante dentário e de outros componentes supra-estruturais.

> **Cirurgia de implantes** - A fase da implantologia dentária relativa à seleção, planeamento e colocação do corpo do implante e do pilar.

> **Implantologia** - Um termo historicamente concebido como o estudo ou a ciência da colocação e restauração de implantes dentários

HISTÓRIA DOS IMPLANTES DENTÁRIOS

Durante milhares de anos, o homem procurou formas de substituir os dentes em falta. Os antigos egípcios utilizavam conchas em forma de dente e marfim para substituir os dentes em falta. Os etruscos substituíam os dentes em falta por dentes artificiais esculpidos a partir de ossos de bois.

A Implantologia moderna começou no início do século XIX. Foram efectuadas muitas experiências sobre o que funcionaria melhor. Começaram por ser feitas tentativas de implantar dentes naturais da boca de outro paciente, mas estes implantes falharam devido a infeção ou foram rejeitados pelo tecido hospedeiro. Estavam a ser experimentados implantes de ouro, porcelana, prata e até chumbo, mas com um razoável grau de sucesso e pouca ou nenhuma previsibilidade.

Já em 1918, Greenfield concebeu a forma de implantes de raiz de irido-platina. Outros implantes iniciais foram os de Chercheive, Formiggini e outros. Um projeto interessante foi o implante de pino tripodal de Scialom. É interessante notar que alguns destes primeiros projectos estavam à frente do tempo.

O facto de não terem ganho grande popularidade pode provavelmente ser atribuído ao facto de

- técnica protética,

- utilização de antibióticos,

- controlo de infecções,

- instrumentação, e

- os materiais de impressão ainda não tinham avançado o suficiente.

Um dos primeiros pioneiros neste domínio, o Dr. A.E.Stock, em 1931, sugeriu a utilização de Vitallium, uma liga metálica para implantes dentários.

Em 1947, Manlio Formiggini desenvolveu um implante feito de tântalo. Ao mesmo tempo, Raphel Chercheve estava a utilizar implantes feitos de liga de crómio-cobalto. Em 1964, o titânio comercialmente puro foi aceite como o material de eleição para implantes dentários. Desde então, quase todos os implantes dentários são feitos de titânio. O corpo não reconhece o titânio como um material estranho, o que resulta numa menor rejeição do implante por parte do hospedeiro. Outras áreas da medicina reconhecem este facto e utilizam o titânio para outros implantes, tais como substituições de articulações e válvulas cardíacas.

Na década de 1950, foi feita uma descoberta surpreendente que teve grandes implicações na terapia de substituição de dentes. Durante uma experiência, que envolvia o estudo da circulação sanguínea em animais, o Dr. Per-Ingvar Branemark descobriu que a haste oca de titânio utilizada no estudo não era recuperável quando a experiência estava concluída. Estudos posteriores mostraram que o osso do animal se tinha ligado diretamente à superfície de titânio. Este fenómeno foi designado por osseointegração, definido pela Academia Americana de Implantologia como - "a ligação biológica firme, direta e duradoura de um implante metálico ao osso vital, sem qualquer tecido conjuntivo interveniente". Esta fixação firme é o que torna o implante numa opção maravilhosa para substituir dentes.

Em 1941, o Dr. Gustav Dahl, da Suécia, criou um mecanismo de retenção para maxilares completamente desdentados. Esta foi a introdução do implante sub-perisoteal. O Dr. Leonard Linkow, de Nova Iorque, introduziu o implante em forma de lâmina em 1967. Estas lâminas apresentavam-se numa variedade de tamanhos e formas e foram a forma de implantes mais utilizada até à década de 1980.

Em 1982, a Conferência de Toronto sobre Osteointegração na Medicina Dentária Clínica criou as primeiras directrizes para o que deveria ser considerado como uma implantologia dentária bem sucedida.

Em 1993, no Journal of Oral and Maxillofacial Implants, o Dr. David Scharf publicou dados que atestavam que os implantes podem ter uma taxa de sucesso tão elevada quando instalados num consultório dentário, em circunstâncias assépticas, como quando são colocados num bloco operatório. Este progresso abriu caminho para a prática convencional de colocação de implantes dentários no consultório, em vez de num bloco operatório hospitalar de elevado custo

Em 2002, houve um amplo reconhecimento dos implantes dentários como o método preferido de substituição de dentes, reconhecido num inquérito realizado pela ADA. Em 2004, Genget al. definiu quatro configurações de rosca comuns: rosca em V, rosca fina, contraforte invertido e rosca quadrada. Estas foram muito dignas de nota no que respeita à distribuição de tensões e à resolução de problemas.

Em 2013, Mehraliet apresentou um projeto notável de implantes para osso poroso que apresenta adaptação biológica e é designado por materiais funcionalmente graduados (FGM). Nas tendências mais recentes, a análise de elementos finos e o desenho assistido por computador, bem como a tecnologia de fabrico assistida por computador, são utilizados na produção de implantes. Os modelos tridimensionais computorizados têm sido largamente utilizados para prever as propriedades da distribuição de tensões nos implantes que envolvem o osso. Os desenhos dos implantes são influenciados tanto pelas dimensões do implante como pela ligação biomecânica formada entre o osso e o implante. Em estudos clínicos recentes, Blaschkeet al referiram que os implantes dentários feitos de zircónia são uma alternativa válida aos implantes dentários de titânio. Para além dos excelentes resultados cosméticos, os implantes de zircónia proporcionam um grau de osseointegração e resposta dos tecidos moles que é preferível ao dos implantes dentários de titânio

2015-2020:

A instalação de um implante dentário só é rentável através de uma imagiologia correcta. Uma das mais recentes tecnologias de imagiologia dentária é a tomografia computorizada de feixe cónico (CBCT), que utiliza imagens 3D de vários planos, como vistas axiais, coronais e sagitais. A colocação de implantes guiada por imagem registou uma melhoria revolucionária. Existem dois tipos principais de cirurgia de implantes guiada por imagens que envolvem o planeamento de implantes num software específico para determinar a angulação e a posição dos implantes a instalar, evitando a intrusão no seio maxilar e evitando o contacto com o nervo alveolar inferior. A variação em ambas é que uma é uma cirurgia de implantes de navegação em tempo real e a segunda é a inserção de implantes utilizando um estereolitógrafo. Os mini-implantes dentários são implantes dentários de pequeno diâmetro, também conhecidos como implantes dentários de pequeno diâmetro e implantes de corpo estreito. O seu diâmetro é inferior a 3 mm. Os implantes transitórios são implantes de diâmetro estreito que foram formados para suportar restaurações fixas provisórias durante o período de osseointegração dos implantes definitivos e são normalmente colocados em simultâneo com os implantes definitivos. Foram também introduzidos os implantes de uma só peça. São implantes fabricados a partir de uma peça de titânio que inclui o corpo do implante e um pilar integralmente fixo num único componente

REVISÃO DA LITERATURA

1.   **Linghorne W.J, Connel D.C (1950)** estudaram a recolocação de tecidos moles no dente. A reinserção do tecido conjuntivo dos tecidos moles ao dente através da deposição de novo cemento foi repetidamente assegurada na presente investigação. Concluíram que o novo cemento pode ser depositado sobre o cemento antigo ou diretamente sobre a dentina. O epitélio oral parecia proliferar para baixo quando a reinserção falhava, mas não quando ela ocorria.

2.   **Kohler C.A, Ramjford S.P, Arbor A, Mich (1960)** efectuaram um estudo para investigar, clínica e histologicamente, a cicatrização de retalhos gengivais mucoperiostais cirúrgicos em seres humanos, evitando qualquer lesão deliberada ou curetagem das superfícies radiculares. Chegaram à conclusão de que a presença ou ausência de inflamação pré-cirúrgica ou diferenças nas forças oclusais não pareciam influenciar a cicatrização. Concluíram também que os retalhos mucoperiosteais cirúrgicos que separam a gengiva dos dentes cicatrizaram sem qualquer perda significativa de ligação periodontal em todos os quinze casos examinados

3.   **Pennel B. M, King K.O, Wilderman M.N, Barron J.M (1967)** investigaram as alterações no nível da crista alveolar sobre as superfícies radiculares faciais determinadas a partir de fotografias intra-orais padronizadas. As medições, determinadas por métodos microscópicos, e a reparação histológica desta área serão relatadas separadamente. Eles concluíram que, após a redução óssea, o retalho gengival mucoperiosteal foi posicionado para cobrir o processo alveolar e 1-2 mm da raiz do dente.

4.   **Ochsenbein C, Ross S (1969)** estudaram que os contornos gengivais podem ser planos ou proeminentemente recortados, reflectindo a estrutura óssea por baixo. As bordas gengivais estão tipicamente na ou coronal à JCE, e o periodonto é tipicamente espesso. Um periodonto com vieira proeminente é tipicamente estreito, com bordas gengivais na JEC. De acordo com o autor, as pessoas que têm um periodonto fino e recortado podem ser mais propensas à recessão gengival.

5.   **Hirshberg SM (1972)** discute os elementos que afectam a saúde gengival.

a.   A higiene oral tem um maior impacto na saúde da gengiva e da mucosa junto às próteses fixas do que a altura do rebordo.

b.   A inflamação da gengiva interdentária, da mucosa e o preenchimento dos sulcos são resultados de uma má higiene oral. A gengiva interdentária e a mucosa continuam a alargar ligeiramente mesmo com uma excelente higiene oral.

c.   Os pônticos esferoidais ou esferoidais modificados são mais susceptíveis de manter a mucosa oral saudável do que os pônticos de cumeeira.

6.   **Preston JD (1976)** avaliou a dificuldade de estabelecer uma fonética, estética e função harmoniosas em restaurações fixas de uma forma sistemática e ordenada. A técnica leva algum tempo no início para efetuar um exame de diagnóstico adequado, mas poupa tempo em numerosas operações clínicas e laboratoriais. A técnica provou ser uma ferramenta útil no tratamento protético fixo. Com um pouco de criatividade e uma

inclinação artística, o processo pode ser alargado e fundido com outras técnicas.

7.   **Matthews TG (1978)** examinou variáveis relacionadas com o sorriso. É necessário um exame pormenorizado de todos os componentes da região oral para compreender o sorriso. Determinar o tamanho dos dentes com base nas linhas dos lábios altos e baixos, no tamanho da boca e numa cor que complemente a idade e a tez é insuficiente. O dentista deve manter ou estabelecer a curvatura natural dos lábios, a exposição adequada da zona vermelha dos lábios, um filtro não distorcido e sulcos naso-labiais não perturbados para produzir um sorriso harmonioso. A anatomia de um sorriso é composta por estes elementos, que devem ser mantidos em equilíbrio com os dentes visíveis.

8.   **Burns D, Crabtree D, Bell D (1987)** estudaram que o alinhamento e a angulação dos implantes são essenciais para o seu sucesso. O posicionamento da tampa metálica no interior do implante revelará esta questão. A sua investigação delineia um método que permite que a tampa do molde principal seja removida para modificação, ao mesmo tempo que torna simples a utilização de um inspetor dentário para verificar se a coifa é inserida e se os outros pilares estão paralelos entre si. Depois de o modelo de gesso ser instalado num articulador à distância inter-oclusal adequada, também é possível fazer o abaixamento vertical da coifa para obter a folga oclusal correcta.

9.   **Becker W (1996)** tinha como principal objetivo demonstrar um novo desenho de retalho para a prevenção da recessão gengival pós-operatória junto a locais anteriores do maxilar implantados. Os resultados do estudo implicam que a recessão pós-operatória pode ser grandemente reduzida. O retalho labial foi prolongado ou ligeiramente elevado acima da crista após a papila gengival ter sido separada dos tecidos circundantes. Um retalho de envelope palatino foi criado quando eles foram separados dos dentes próximos no aspeto palatino. O autor também recomendou o uso de PTFE (Politetra Fluro Etileno) expandido, que poderia proteger a crista e promover a epitelização da ferida sem obstáculos. A segunda etapa da cirurgia pode apoiar as bordas gengivais recém-posicionadas, colocando uma restauração temporária no local.

10.   **Paul alboro (1996)** avaliou que devem ser tidas em conta considerações dimensionais meticulosas aquando da substituição de tecidos moles e duros intra-orais. Juntamente com a restauração dos dentes, a fase protética do tratamento com implantes implica normalmente a restauração de quantidades substanciais de tecido mole e duro. Embora as próteses fixas e amovíveis e as próteses suportadas por implantes tenham algumas semelhanças, as questões específicas do contorno protético tornam as próteses suportadas por implantes particularmente problemáticas. O artigo descreve técnicas de diagnóstico para comparar o volume da prótese atual com a situação clínica. Será demonstrado que os critérios dimensionais correctos estão intimamente relacionados com a compreensão da conceção funcional, estética e biofuncional ideal da prótese definitiva.

11.   **Nicholsan L (1997)** descreve os passos envolvidos na criação de um índice que irá transferir com precisão e previsibilidade a posição ideal de vários pilares angulados a 17 graus do molde mestre para a montagem. Após a prova final, o espaço disponível e a angulação do implante são avaliados para determinar os melhores pilares para as formas da restauração final. Além disso, foi criado um índice personalizado para transferir com precisão a posição desses pilares com angulação de 17 graus do molde mestre para a boca.

12.	**Rungcharassaeng e Kan (1999)** descreveram um procedimento para a instalação de pilares de cicatrização durante a cirurgia de fase II. O fabrico da estrutura metálica e a avaliação do ajuste da estrutura tornam-se tecnicamente difíceis quando o topo do implante se encontra a mais de 2-3 mm sublingual. Nestas circunstâncias, podem ser recomendados pilares transmucosos Precison Margin Aesthetics (PME). O contacto pilar/prótese pode ser elevado com os pilares PME a partir de uma posição altamente sublingual ou mesmo supra-lingual. Os pilares PME existem em quatro alturas: 3, 4, 5 e 6. Antes de efetuar a impressão final e após a cicatrização da cirurgia da fase II, é normalmente decidida a altura a utilizar.

13.	**Barzilay I (1999)** avaliou que o contorno gengival muda rapidamente assim que o pilar de cicatrização ou a restauração temporária é removida, de acordo com um estudo de caso. A manutenção deste contorno é crucial para assegurar que a restauração coloca os tecidos circundantes sob o mínimo de tensão e desconforto possível quando é movida. Os pilares de cicatrização podem ser movidos rapidamente e manterão o perfil gengival quando a circunstância clínica envolver apenas alguns implantes. O artigo explica uma forma rápida e fácil de manter temporariamente o perfil do tecido. Esta técnica funciona melhor quando uma restauração temporária foi modificada para permitir que os tecidos assumam uma determinada forma. Qualquer forma gengival pode ser mantida utilizando a técnica descrita neste relatório clínico. No entanto, é importante ter cuidado ao remover o registo, para que não seja deixado material inadequado atrás do implante, o que pode criar um impedimento ao assentamento do parafuso de fixação.

14.	**Khoury F, Hoppe A (2000)** discutiram o método do retalho e o enxerto para a maxila e a mandíbula. A abordagem do retalho pediculado tubular combinada com um enxerto CT subepitelial livre pode ser usada para melhorar o perfil da crista na região do retalho maxilar. O objetivo na mandíbula deve ser criar uma zona adequadamente ampla de gengiva conectada em torno do implante, tanto no lado lingual como no lado vestibular.

15.	**Salam A, Pipco DJ (2000) apresentou** estudos de caso sobre a utilização de enxertos ósseos para produzir uma estética de tecidos moles. O enxerto cortico-esponjoso, segundo o autor, é uma das formas fiáveis de reparação de defeitos ósseos, uma vez que proporciona um enquadramento ósseo adequado à volta do implante, mesmo após a remodelação. Os enxertos ósseos autógenos são melhores em termos de quantidade e qualidade de osso e são mais previsíveis do que os alógenos. Embora os transplantes alógenos não necessitem de procedimentos cirúrgicos invasivos, a qualidade e a quantidade de osso são sacrificadas. O autor salienta que o transplante de osso alógeno deve ser utilizado quando estão presentes defeitos como fenestração modesta, deiscência labial ou alvéolo de extração e que o enxerto autógeno deve ser utilizado em casos de perda óssea significativa.

16.	**Chaimattayompol N, John Stanescu, Jay Steinberg, Thomas J. Vergo (2001)** avaliaram a seleção do pilar do implante definitivo, a conceção da estrutura e o processo de fabrico. O intermediário removível pode ser utilizado como guia cirúrgico para a colocação do implante, bem como uma orientação para a seleção do pilar, estrutura, desenho e fabrico após a aceitação estética e funcional por parte do paciente. Ter um ponto de referência, reter o VDO e ter a capacidade de transferir o índice são conceitos utilizados no fabrico do índice bucal de montagem cruzada.

17.	**Kinsel R, Lamb R (2002)** descreveram uma prótese destacável especialmente concebida para criar um contorno gengival antes da implantação do implante, que pode ser utilizada para tratar pacientes edêntulos com tecidos duros e moles opcionais. Um perfil de tecidos moles com um aspeto natural também pode ser criado com uma prótese removível completa transitória com pôntico ovalado e sem flange labial. Não é uma ideia nova apoiar a face e os tecidos interproximais com pônticos ovados em próteses fixas temporárias e permanentes para produzir contornos gengivais.

18.   **Salam A (2002)** estudou que, quando o enxerto é moldado e implantado por baixo do tecido, recebe um rico fornecimento de sangue do local recetor, demonstrando que a utilização de tecido conjuntivo como transplante produz um resultado previsível. Podem ser necessários vários procedimentos de aumento para restaurar o volume, a forma e a arquitetura normais do tecido. Foi demonstrado que a técnica do rolo modificado aumenta o tecido conjuntivo. Um enxerto gengival onlay pode parar a recidiva apical da gengiva marginal e evitar a criação de cicatrizes.

19.   **Chaimatayompal N, Emtiaz S, Woloch M (2002)** considerou que a remoção de dentes e/ou implantes temporários que suportam uma prótese parcial fixa provisória é o principal objetivo terapêutico. O método apresentado é a utilização de um pilar de cicatrização para suportar uma FPD provisória modificada. Antes de tomar uma decisão final sobre o pilar do implante, esta técnica assegura que o paciente está confortável e permite uma cicatrização adequada dos tecidos moles. Para além disso, elimina a necessidade de pilares de implantes provisórios.

20.   **Sangli K, Angadi GS, Deshpande D (2004)** destacaram as diversas aplicações dos numerosos pilares protéticos utilizados em implantologia dentária. Foram discutidos vários tipos diferentes de pilares protéticos, incluindo: I Memory, UCLA, Cera One, UMA, Esthicone, Miruscone, OCTA, Apic Combo, Procera, Atlantis permanent healing, Ceradapt, Ti Adapt, Aur Adapt, Multi-Unit. Chegaram à conclusão de que nenhum pilar pode satisfazer as necessidades em todos os cenários. Estabelecer uma relação entre o técnico de laboratório e o dentista restaurador e ter um conhecimento profundo dos vários sistemas de pilares são ambos necessários para obter os melhores resultados protéticos.

21.   **Paolo G, Rotundo R, Cortellini P, Tinti C, Azzi R (2004)** fornece uma visão geral de várias estratégias de gestão da papila interdentária. O desenvolvimento de "triângulos em bloco" entre os dentes e a perda da papila interdentária são dois problemas dentários relacionados. No entanto, a forma incorrecta dos dentes, o mau contorno das restaurações protéticas e os procedimentos de higiene oral dolorosos também podem ter um impacto negativo no contorno do tecido mole interdentário. Com o objetivo de regular o espaço interproximal e tratar as anomalias dos tecidos moles, foram desenvolvidos vários tratamentos cirúrgicos e não cirúrgicos. Os tecidos moles são alterados pelos métodos não cirúrgicos, que alteram o espaço interproximal. O tecido mole entre os dentes e os implantes destina-se a ser recontornado, preservado ou reconstruído através de procedimentos cirúrgicos.

22.   **Simon J (2004)** discutiu o aspeto financeiro e a felicidade do paciente em conseguir um sorriso bonito. Muitos pacientes dentários estão insatisfeitos com o seu sorriso, mas pensam que seria dispendioso melhorá-lo. Em primeiro lugar, o paciente deve ser ouvido para determinar quais são as suas principais preocupações. A segunda fase consiste em rever e analisar cuidadosamente a situação para criar uma estratégia de tratamento que satisfaça o

mais possível os desejos do paciente, tendo em conta as suas limitações (financeiras ou outras). Além disso, não se esqueça de que o trabalho dentário não termina com a faceta final ou com o custo final. Para garantir uma higiene dentária eficaz, a última etapa é desenvolver uma relação sólida com os seus pacientes.

23.   **Domingues F, Mendonc G, Fernandes A F (2004)** discutiram o papel do lábio na criação de uma estética ideal. Para pacientes com maxila edêntula, a linha e o suporte labial influenciam a estética e a escolha do desenho da prótese implanto-suportada. De modo a identificar potenciais constrangimentos durante o desenho de uma prótese implanto-suportada personalizada, este artigo oferece uma forma de examinar a influência da linha labial e o suporte da estética de um CD maxilar existente.

24.   **Harbi A S (2005)** discutiu o desejo de uma PDI em falta associada a vários implantes maxilares anteriores próximos. Para suportar uma FPD cantilever com um pôntico agudo, foi utilizado um implante em vez de vários implantes, o que melhorou o contorno dos tecidos moles e satisfez os requisitos estéticos dos pacientes.

25.   **Yan J, Tsai M, Wong Y (2006) discutiram** a utilização de um transplante gengival autógeno para aumentar o número de gengivas queratinizadas, que provou ser um método fiável e eficiente. Para evitar a necessidade de um segundo local cirúrgico, pode ser utilizado um aloenxerto de matriz dérmica acelular (ADM) como local doador. O objetivo do estudo era avaliar se o aloenxerto ADM aumentava a extensão da gengiva queratinizada. O aloenxerto ADM ou palatino foi dado a um paciente com gengiva queratinizada insuficiente na região anterior maxilar e mandibular de forma aleatória. As larguras da gengiva queratinizada e outros parâmetros clínicos periodontais foram medidos imediatamente após a cirurgia e três ou seis meses depois. Ambos os enxertos tiveram resultados aceitáveis.

26.   **Rosner O, Gross M, Nisaan J (2006) descreveram** a utilização da restauração provisória como guia radiológico. Utilizando guias radiográficas, as imagens radiográficas podem fornecer informações sobre o diâmetro, a localização e a angulação do implante. A replicação da reparação provisória necessária para criar guias requer trabalho laboratorial, tempo de consultório, material e a vontade de tolerar danos provisórios. O autor descreve uma nova estratégia em que o provisório actua como referência, eliminando os inconvenientes do processo de duplicação.

O procedimento é o seguinte: Após o fabrico preliminar, cada unidade de restauração tem um recesso retangular formado para os aspectos vestibulares e palatinos, que serão eventualmente substituídos por uma prótese suportada por implantes. Certifique-se de que os espaços têm uma profundidade de 1-2 milímetros e não se encontram a menos de 1 milímetro dos locais de contacto com os implantes pretendidos. Uma proporção mínima de 4:1 de pó de bário para pó de resina acrílica. Para fazer uma massa viscosa, adicione o monómero. Colocar a massa dentro das formas rectangulares. Após a preparação, é efectuada uma radiografia. Os indicadores de bário que indicam um potencial local de implante serão vistos na secção

27.   **Kan J, Rungcharassaeng (2007)** observaram que quando se observa uma topografia óssea irregular ou recortada, os implantes de plataforma plana podem ser limitados devido ao comprometimento do osso peri-implantar e do contorno dos tecidos moles. A taxa de sucesso e a reação dos tecidos peri-implantares de implantes recortados submetidos a

restaurações provisórias rápidas na zona estética maxilar são discutidas neste artigo. O resultado demonstrou que, embora a restauração temporária rápida de implantes recortados na zona estética possa ser efectuada com uma taxa de sucesso do implante e uma reação do tecido peri-implantar favoráveis, o osso não foi retido nos níveis originais à volta da área recortada dos implantes.

28.	**Yoshiyuki H, Kiyoshi N, Takuma T, Edwin A, Mc Glumphy (2007)** descreveram o método de criação de coroas cimentadas sobre uma infraestrutura de implante aparafusada de resina composta da cor da gengiva personalizada. A localização, o alinhamento ou a angulação inadequados do implante têm pouco impacto no desenho desta prótese. Por conseguinte, independentemente da posição das aberturas de acesso aos parafusos na infraestrutura, a coroa cimentada pode ser reproduzida numa morfologia que seja esteticamente agradável e funcionalmente aceitável.

29.	**Leblebiciaghi B (2007)** centra-se nas características dos tecidos moles e duros e na sua avaliação para a colocação de implantes na posição adequada, permitindo a sua reparação com formas de tecidos moles esteticamente aceitáveis.

30.	**Tae J, Billy E (2007) mostraram** dois casos clínicos de implantes dentários unitários implantados nszona cosmética. Para permitir o acesso para a preparação e colocação de implantes em ambos os casos, foi efectuada uma abordagem de perfuração de tecido utilizando uma guia única feita com a utilização de um stent de radiografia. O tempo de operação reduzido, a rápida cicatrização pós-operatória e o maior conforto e satisfação do doente foram possíveis graças à abordagem planeada sem retalho. O documento também discute a seleção de doentes, a cirurgia e as precauções do protocolo protético.

31.	**Buser D, Michael M, Weber H.P, Grutter L, Schmid B, Belser C (2008)** avaliou a colocação precoce de implantes com regeneração óssea guiada simultânea após extração de um único dente na zona estética. Neste estudo retrospetivo e transversal, 45 pacientes com uma coroa unitária suportada por implantes em função durante 2 a 4 anos foram chamados para exame. Todos os 45 implantes foram clinicamente bem sucedidos de acordo com critérios de sucesso rigorosos. Os implantes demonstraram estabilidade anquilótica sem sinais de infeção peri-implantar. Concluíram que o acompanhamento a médio prazo de 2 a 4 anos também mostrou que o risco de recessão da mucosa era baixo com este conceito de tratamento

32.	**Cho H.L, Lee J.K, Um H.S, Chang B.S (2010)** avaliaram os implantes dentários unitários maxilares na zona estética. Quarenta e um pacientes adultos, que foram tratados com um único implante na zona estética, foram incluídos neste estudo. Oito observadores aplicaram a pontuação estética rosa (PES)/pontuação estética branca (WES) a 41 restaurações unitárias suportadas por implantes duas vezes com um intervalo de 4 semanas. Utilizaram uma escala visual analógica (EVA) para avaliar a satisfação do paciente com o resultado do tratamento de um ponto de vista estético. Concluíram que a PES/WES é uma ferramenta objetiva na avaliação da estética de coroas unitárias suportadas por implantes e dos tecidos moles adjacentes. Os ortodontistas foram os observadores mais críticos, enquanto os periodontistas foram mais generosos do que os outros observadores.

33.	**Rossi R, Morales R.S, Frascaria M, Benzi R, Squadrito N (2010)** implantes planeados na zona estética utilizando um novo sistema de navegação 3D para implantes. A cirurgia de implantes guiada está a tornar-se uma realidade clínica no mundo da implantologia dentária. Nos últimos anos, surgiu mesmo uma academia de implantologia assistida por computador, confirmando a importância desta abordagem. Estão disponíveis diferentes sistemas de navegação para o planeamento de reconstruções cirúrgicas e protéticas. Este artigo concluiu que o planeamento pré-cirúrgico é de extrema importância no tratamento da zona estética. Os procedimentos minimamente invasivos são muito importantes quando se trata da gestão de tecidos moles e duros.

34.   **Bidra A.S (2011)** fez uma revisão da literatura estética sobre a Análise Estética Tridimensional no Planeamento do Tratamento de Próteses Fixas Suportadas por Implantes na Maxila Edêntula. O impacto de vários parâmetros estéticos, tais como formas faciais, perfis faciais, posições dos dentes maxilares, proporções dos dentes maxilares, linhas de sorriso, suporte labial, exibição gengival, linha média facial, linha média dentária, escala horizontal e largura do sorriso foram discutidos em pormenor. A análise dos parâmetros estéticos nas três dimensões pode ajudar o clínico a diferenciar e classificar os vários tipos de pacientes indicados para próteses fixas implanto-suportadas maxilares. Esta análise acabará por ajudar na escolha do desenho protético fixo adequado.

35.   **Delben J.A, Goiato M.C, Filho H.G, Assuncao W.G, Santos D.M (2012)** avaliaram a estética em Próteses Implantossuportadas. Foi realizado um planejamento pré-cirúrgico. O protocolo cirúrgico também pode influenciar no resultado estético do tratamento com implantes. Embora a inserção do implante imediatamente após a exodontia apresente uma alta taxa de sucesso na literatura, a manipulação traumática do tecido pode comprometer a estética da restauração. A seleção adequada dos componentes protéticos é importante para a estética das próteses implanto-suportadas. Concluíram que uma ótima estética pode ser gerada quando as limitações de cada caso são avaliadas para orientar a correta seleção dos componentes.

36.   **Silva R.J, Silva F.P.Q, Carvalho J.P, Filho C.F [2013]** avaliou a colocação de implantes imediatos em zona estética. Muitos factores como a qualidade e a posição da gengiva aderida, a integridade do processo alveolar, a altura e a forma da gengiva devem ser tidos em consideração para obter excelentes resultados estéticos finais. As características de uma cirurgia ideal incluem a extração dentária com pouco trauma, a colocação de uma coroa provisória lisa, bem como um perfil polido e de emergência que mantenha o contorno gengival. Concluíram que a colocação imediata de implantes favorece o fabrico e os resultados estéticos finais da prótese implanto-suportada, uma vez que o implante se encontra na mesma posição e inclinação semelhante em relação ao dente natural.

37.   **Chen S.T, Buser D, Dent M (201a4)** efectuaram uma revisão sistemática para avaliar os resultados estéticos após a colocação imediata e precoce de implantes na maxila anterior. Foram realizadas pesquisas electrónicas e manuais da literatura dentária para recolher informações sobre resultados estéticos com base em critérios objectivos com implantes colocados após a extração de dentes anteriores e pré-molares maxilares. Todos os níveis de evidência foram aceites (os estudos de série de casos requeriam um mínimo de 5 casos). Os autores concluíram que podem ser alcançados resultados estéticos aceitáveis com implantes colocados após a extração de dentes nas áreas anteriores e pré-molares maxilares da dentição. A recessão da mucosa médio-facial é um risco com a colocação imediata (tipo 1). São necessários mais estudos para investigar os biomateriais mais adequados para reconstruir o osso facial e a relação entre a estabilidade da mucosa a longo prazo e a

presença/ausência de osso facial, a espessura do osso facial e a posição da crista óssea facial

38. **Lombardo G, Corrocher G, Pighi J, Mascellaro A, Marincola M, Nocini P.F (2016)** avaliaram o resultado estético de implantes de conexão cónica de bloqueio de dente único colocados namaxilar anterior após um protocolo de carga não funcional pós-extrativo. Este estudo clínico preliminar envolvendo 16 pacientes avaliou os resultados de 21 implantes colocados em áreas com elevado valor estético. Para cada implante foi avaliada a pontuação estética rosa, a pontuação estética branca, a taxa de sobrevivência cumulativa e o estado de saúde dos tecidos peri-implantares. A taxa de sobrevivência cumulativa foi de 100% 2 anos após a carga protética, e a média da pontuação estética total rosa/pontuação estética branca foi de 16,9 6 1,14 num valor máximo de 20. Houve um excelente controlo da placa bacteriana em todos os pacientes e os índices de inflamação estavam dentro da norma. Dentro dos limites deste estudo, este protocolo de carga imediata não funcional parece ser um procedimento bem sucedido do ponto de vista estético e para a manutenção dos tecidos moles peri-implantares **Xie Y, Li S, Zhang T, Wang C, Cai X (2020)** avaliou a aplicação atual e o progresso na utilização de malha de titânio para aumento ósseo em implantologia oral. A regeneração óssea guiada (ROG) é um método eficaz e simples para o aumento ósseo, que é frequentemente utilizado para reconstruir o rebordo alveolar quando ocorre um defeito ósseo na área do implante. A malha de titânio expandiu as indicações da tecnologia de ROG devido às suas excelentes propriedades mecânicas e biocompatibilidade, de modo que a tecnologia de ROG pode ser utilizada para reparar rebordos alveolares com defeitos ósseos maiores e pode obter resultados de aumento ósseo excelentes e estáveis. Atualmente, a ROG com malha de titânio tem várias aplicações clínicas, incluindo diferentes procedimentos clínicos. Os materiais de enxerto ósseo, os métodos de cobertura da malha de titânio e os métodos de fixação da malha de titânio também são opcionais. Além disso, a investigação da ROG com malha de titânio conduziu a vários progressos na digitalização e modificação de materiais. Este artigo analisa as propriedades da malha de titânio e a diferença da malha de titânio em relação a outras membranas de barreira; a aplicação clínica atual da malha de titânio no aumento ósseo; complicações comuns e métodos de gestão e prevenção na aplicação da malha de titânio; e o progresso da investigação da malha de titânio na digitalização e modificação de materiais. Esperando fornecer uma referência para melhorar ainda mais a malha de titânio na aplicação clínica e na investigação relacionada com a malha de titânio.

39. **Belibasakis G.N, Manoil D (2021)** estudaram a etiopatogénese da peri-implantite. Os implantes dentários osteo-integrados são uma ferramenta revolucionária no armamento da medicina dentária reconstrutiva, utilizados para substituir dentes em falta e restaurar as funções mastigatórias, oclusais e estéticas. À semelhança dos dentes naturais, a parte exposta oralmente dos implantes dentários oferece uma superfície imaculada e sem resíduos para a adesão microbiana mediada por películas salivares e formação de biofilme. Nas fases iniciais de colonização, estas comunidades bacterianas assemelham-se muito às de locais periodontais saudáveis, com menor diversidade. Uma vez que os tecidos peri-implantares são mais susceptíveis a infecções orais endógenas, a compreensão dos factores ecológicos que estão na base da patogénese microbiana da peri-implantite é fundamental para o desenvolvimento de melhores estratégias de prevenção, diagnóstico e terapêutica. O advento das tecnologias de sequenciação de nova geração (NGS), nomeadamente aplicadas a amplicons do gene do RNA ribossómico 16S, permitiu a caraterização taxonómica abrangente das comunidades bacterianas peri-implantares na saúde e na doença, revelando

uma microbiota diferencialmente abundante entre estes dois estados, ou com a periodontite. Com isso, o nicho peri-implantar é destacado como um ecossistema distinto que molda a sua comunidade microbiana residente individual. As mudanças da saúde para a doença incluem um aumento da diversidade e um esgotamento gradual dos comensais, juntamente com um enriquecimento de agentes patogénicos periodontais clássicos e emergentes

PRINCÍPIOS ESTÉTICOS

Certos princípios estéticos podem ser aplicados ao complexo dento-facial e, combinando a criatividade artística com a discrição científica, pode surgir uma janela de sorriso esteticamente apelativa.

1.   **Composição**: A visão só é possível na presença de contraste. A relação entre os objectos tornados visíveis por contrastes chama-se composição, que pode ser classificada como. Pode ser dividida em duas categorias:

1)   Composição dentária

2)   Composição dento-facial

3)   Composição facial

2.   **Unidade:** Dá as diferentes partes da composição. A unidade pode ser
a)   Estática: como se vê em objectos inanimados como flocos de neve e cristais.
b)   Dinâmico: ativo, vivo e em crescimento, como nas plantas e nos animais.

3.   **Forças coesivas e segregativas:**

a)   *Forças de coesão:* Elementos que tendem a unificar uma composição, representados por elementos dispostos de acordo com um princípio.
b)   *Forças segregativas:* Elementos que quebram a monotonia da composição para proporcionar variedade na unidade.
A harmonia depende do equilíbrio criado pelas forças coesivas e segregativas

4.   **Simetria:** Refere-se à regularidade na disposição de forças ou objectos. A simetria pode ser:
a)   *Horizontal/corrida:* ocorre quando um desenho ou modelo contém elementos semelhantes da esquerda para a direita numa sequência regular.
b)   *Radiação*: resulta da conceção de objectos que se estendem a partir de um ponto central, sendo os lados esquerdo e direito imagens espelhadas (Fig. 1)

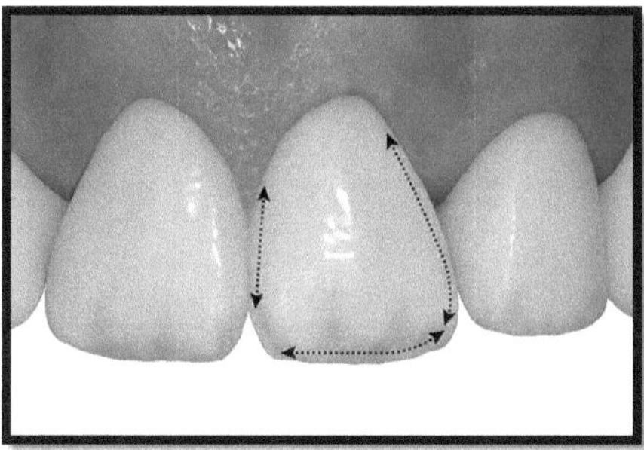

(Fig. 1)

5.   Proporção e razão repetida:

Proporção: Falar de proporção significa a quantificação de padrões que podem ser aplicados a qualquer realidade física e deriva de um sentido de relação, percentagem ou medida na sua determinação numérica. A ideia de que a beleza também pode ser transmitida matematicamente interessou a muitos filósofos.

Exemplo. PROPORÇÃO DOURADA (Pitágoras): 1/1,618 = 0,618
PROPORÇÃO BONITA (Platão): 1/1.733 = 0.577

Os grandes pintores clássicos utilizavam o princípio pitagórico nas suas composições, e um exame cuidadoso de algumas das suas obras de arte revelou que o faziam na perfeição. Apesar do facto de a proporção ter uma base matemática, parece mais relevante no mundo moderno combinar a medição quantitativa da beleza com a sua medição psicofísica.

Razão repetida: A divisão de uma superfície em partes que contrastam em forma e tamanho, mas que estão relacionadas entre si através de um determinado fator matemático repetitivo, é designada por razão repetida.

6.   **Equilíbrio:** Estabilização resultante do equilíbrio exato entre forças opostas. No equilíbrio, o peso dos elementos mais afastados do fulcro ou do centro aumenta de importância. Se algum elemento estiver desequilibrado num dos lados:
- Deslocar o elemento causador em direção à linha de forças ou à linha média para aliviar a tensão visual.
- Introduzir um elemento oposto ao longo da mesma linha de forças para promover o equilíbrio

7.   **LINHAS:** A perceção das linhas é essencial para uma série de elementos que compõem a beleza biológica ou estrutural. Muitas linhas que, de alguma forma, reflectem o plano oclusal, a linha média ou a direção do dente podem ser vistas nas composições dentárias.

8.   **DOMINÂNCIA:** Implica a existência de aspectos sucessivos e relacionados. A composição será mais robusta e a força do elemento dominante aumentará com a força do elemento subsequente. A dominância pode resultar de elementos como a cor, a forma e as linhas. É o componente essencial necessário para uma avaliação mais abrangente da composição dentofacial e o requisito para uma integração harmónica da composição dentária na estrutura facial31[,32,33].

FACTORES DE COMPOSIÇÃO ESTÉTICA DENTO-FACIAL E SEU SIGNIFICADO CLÍNICO

É necessária uma abordagem organizada e sistemática para avaliar, diagnosticar e resolver problemas estéticos de forma previsível.

Os dois principais objectivos da Estética Dentária são:

- Criar dentes com proporções inerentes agradáveis e proporções agradáveis entre si.
- Para criar uma disposição agradável dos dentes em harmonia com a gengiva, os lábios e o rosto do paciente.

A orientação estética da composição dentária com toda a composição facial pode ser alcançada tendo em consideração as referências, os elementos do sorriso, as proporções e a simetria.

Quatro factores de composição estética podem ser aplicados de forma simples e eficaz ao sorriso. Servem para ajudar o clínico a determinar a exposição adequada dos dentes, o tamanho dos dentes, a disposição dos dentes e a orientação para o rosto durante o diagnóstico e tratamento estético.

1)   *QUADRO E REFERÊNCIA*
2)   *PROPORÇÃO E IDEALISMO*
3)   *SIMETRIA*
4)   *PERSPECTIVA E ILUSÃO*

Estes factores serão abordados em diferentes rubricas relativas aos componentes do complexo dento-facial, a saber:[31]

1)   *Componentes faciais*
2)   *Componentes dentários*
3)   *Componentes gengivais*
4)   *Componentes físicos*

COMPONENTES FACIAIS

Vista frontal, vista lateral.

VISÃO FRONTAL: Referências, suporte dos lábios superior e inferior

A)   *Referências*

Os elementos anatómicos da face e os elementos biológicos que incluem os elementos funcionais e fonéticos fornecem os quadros de referência e as directrizes para ajudar o dentista a alcançar um sentido geral de orientação e diagnóstico. As referências podem ser classificadas como:

I)   REFERÊNCIAS HORIZONTAIS

Uma perspetiva horizontal do rosto é fornecida por:

- Linha interpupilar
- Linha Ophriac
- Linha Comissária

A direção geral do plano incisal dos dentes superiores e o contorno gengival devem ser paralelos à linha interpupilar, enquanto as linhas ofírica e comissural servem de linhas acessórias. Esta harmonia deve ser ainda reforçada pelo facto de o plano incisal seguir a linha do lábio inferior durante o sorriso

Desarmonia horizontal:

Quando uma linha imaginária traçada ao longo das margens gengivais não é paralela à linha interpupilar, é indicada uma inclinação da maxila. Uma certa quantidade de inclinação é considerada normal e, nesse caso, pode ser feita uma correção ligeira da margem gengival através do alongamento cirúrgico do incisivo central no aspeto inferior. O acantonamento severo pode exigir uma abordagem interdisciplinar envolvendo ortodontia e reposicionamento cirúrgico da maxila. Em alguns casos, não existe a harmonia ideal entre a linha interpupilar, a linha comissural e o horizonte. As duas primeiras linhas, tanto individualmente como em conjunto, podem não ser de facto paralelas ao plano horizontal. Noutros casos, estas linhas, embora inclinadas, continuam paralelas entre si, criando uma orientação facial geralmente oblíqua em relação ao plano horizontal.

Considerações e aplicações protéticas:

A linha interpupilar é geralmente considerada como o plano horizontal de referência. No entanto, os olhos, ou mesmo os cantos da boca, nem sempre estão posicionados à mesma altura. Nestes casos, o horizonte é considerado o plano de referência ideal, independentemente de a linha interpupilar e a linha comissural estarem ou não alinhadas com ele. No entanto, o horizonte não pode funcionar como uma referência absoluta. Em caso de falta de paralelismo entre o plano horizontal e as linhas interpupilares e comissurais, se estas últimas ainda forem paralelas entre si, podem de facto ser utilizadas como referência para a reabilitação protética.

Se ambas as linhas não forem paralelas entre si e com o horizonte, o médico deve discutir com o doente qual a linha de referência a escolher. A utilização correcta de um arco facial permitirá que a situação clínica seja reproduzida fielmente na bancada de trabalho.

II)   REFERÊNCIAS VERTICAIS

A linha média facial é uma linha imaginária que vai verticalmente do nasion, passando pelo ponto sub-nasal e pelo ponto interincisal até ao pogonion. O efeito T, criado pela linha interpupilar perpendicular à linha média facial, é realçado num rosto agradável. A linha média facial serve para avaliar: a localização e o eixo da linha média dentária discrepâncias mediolaterais na posição dos dentes.

Desarmonia vertical:

Como já foi referido, a glabela, a ponta do nariz e o queixo são os pontos de referência para definir a linha média na metade inferior do rosto. No entanto, estes nem sempre fornecem uma referência fiável, porque muitas vezes diferem do eixo principal. Por este motivo, o centro do lábio superior pode ser utilizado como a referência ideal para determinar a linha média facial do doente

Considerações e aplicações protéticas:

Do ponto de vista protético, pouca importância é atribuída a uma eventual assimetria mediana que possa existir. Assim, as reconstruções podem ser integradas no contexto global da face sem ter em conta essa desarmonia, mas dando prioridade à verticalidade da linha interincisal. O clínico deve ilustrar aos pacientes os parâmetros que podem ser considerados no seu caso e avaliar com eles a adequação da solução escolhida

III) REFERÊNCIAS SAGITAIS

Os contornos do lábio superior e inferior fazem parte da análise do perfil e podem ser utilizados como um guia para as posições dos dentes. Estão disponíveis várias análises de tecidos moles para avaliação da convexidade do perfil, quantidade de protrusão ou retrusão labial e proeminência. Para situações mais complexas e, sobretudo, com anomalias esqueléticas, recomenda-se vivamente uma consulta de ortodontia com análise cefalométrica.

Apoio do lábio superior: O suporte do lábio superior é controlado, até certo ponto, pela posição dos dentes superiores. Os 2/3 da gengiva, e não o 1/3 incisal dos incisivos centrais superiores, contribuem para o suporte principal do lábio.

- De acordo com Pound, a posição dos dentes afecta mais significativamente os lábios mais finos e protruídos do que os lábios grossos, retruídos ou verticais.
- De acordo com os estudos cefalométricos de Maritato & Douglas, o apoio labial é um melhor guia da posição do dente do que a posição da borda incisal.

Relação do lábio inferior: A relação dos bordos incisais maxilares com o lábio inferior é um guia para a avaliação geral da posição e comprimento dos bordos incisais. Quando as consoantes "F" ou "V" são pronunciadas, os bordos incisais devem fazer um contacto definitivo com o bordo interno do vermelhão do lábio inferior. Estas posições são valiosas para determinar a posição facial do 1/3 incisal dos incisivos centrais superiores, que deve estar em conformidade com a trajetória de fecho do lábio inferior.

Considerações e aplicações protéticas:

Nos doentes em que a dimensão vertical está diminuída, a variação da altura do terço inferior do rosto é particularmente notória, enfatizando assim a relação rigorosa entre a altura da oclusão e a do terço inferior do rosto. Nestes doentes, é frequente observar-se uma redução da visibilidade labial, com os bordos dos lábios a tenderem a dobrar-se para dentro, bem como um aprofundamento da concavidade do queixo abaixo do lábio inferior. A avaliação clínica para quantificar o aumento da dimensão vertical é efectuada através de testes fonéticos, que normalmente são suficientes para identificar o aumento necessário. O recurso à análise cefalométrica também pode ser útil para este efeito, fornecendo indicações importantes a integrar com as obtidas clinicamente. A adequação da escolha feita será corroborada pela adaptabilidade que o paciente demonstrar à nova situação clínica, após a colocação das restaurações provisórias na cavidade bucal.[40] A nova dimensão vertical, assim testada, deve ser reproduzida fielmente nas restaurações definitivas, pois é essencial para a reabilitação do paciente, tanto do ponto de vista estético quanto funcional.

VISTA LATERAL: Perfil, Eline: Ângulo nasolabial: Filtro Labial: Plano Oclusal:

A)   Perfil

Uma avaliação clínica adequada da vista lateral é um fator determinante para a conclusão bem sucedida de um exame estético do paciente. A postura natural da cabeça é verificada utilizando o plano de Frankfort como referência. Este plano é identificado, à frente, pelo ponto mais baixo da órbita (orbitale) e, atrás, pelo topo do meato acústico osteal (porion). O plano de Frankfort representa, por definição, o plano horizontal, mesmo se, durante a observação clínica, só é de facto paralelo ao horizonte quando o doente inclina ligeiramente a cabeça para a frente. Pelo contrário, quando a cabeça do doente é mantida erecta, com os olhos voltados para o horizonte, o plano de Frankfort eleva-se para cima à frente, formando um ângulo de cerca de 8 graus com o plano horizontal arbitrário, habitualmente designado por plano estético.

Perfil normal: O perfil é avaliado através da medição do ângulo formado pela união de três pontos de referência no rosto: glabela, subnasal e ponta do queixo.

Perfil convexo: o tamanho do ângulo formado entre os três pontos de referência é substancialmente reduzido, criando uma divergência posterior acentuada.

Perfil côncavo: A dimensão do ângulo formado entre os três pontos de referência é substancialmente superior a 180 graus, criando uma divergência anterior acentuada

B)   E-line:

A linha estética é uma linha imaginária que liga a ponta do nariz à parte mais proeminente do queixo. Idealmente, o lábio superior fica 1-2 mm atrás e o lábio inferior, 2-3 mm atrás da linha E. Ajuda a determinar o tipo de perfil.

C)   Ângulo nasolabial:

O ângulo nasolabial é formado pela intersecção de duas linhas ao nível sub-nasal, uma tangente à base do nariz e a outra tangente ao bordo exterior do lábio superior. A dimensão deste ângulo é obviamente afetada pela inclinação da base do nariz e pela posição do lábio superior. Em indivíduos com perfis normais, o ângulo naso-labial é de aproximadamente 90 a 95 graus nos homens e 100 a 105 graus nas mulheres.

Considerações e aplicações protéticas:

Os ângulos nasolabiais, assim como a linha E, podem sofrer alterações significativas após o tratamento protético restaurador. Embora seja aconselhável manter as características da raça do paciente, deve ter-se o cuidado de não efetuar alterações na posição dentária que interfiram com as áreas musculares, compostas pela língua internamente e pelos lábios e bochechas externamente

D)   Filtro labial:

Outro aspeto anatómico interessante é a altura do filtro labial, que é medida a partir da base do nariz (sub-nasal) até ao bordo inferior do lábio superior. A medida do filtro labial é, em regra, 2 a 3 mm mais curta do que a altura da comissura labial, que também é medida a partir da base do nariz. Em indivíduos jovens, é fácil encontrar um filtro labial muito mais curto do que isso, como resultado do crescimento vertical diferenciado do lábio superior. Isto significa que os incisivos superiores são muito mais visíveis nos jovens do que nos adultos, a presença de um filtro labial demasiado curto cria uma linha inversa no lábio superior quando em repouso. Esta situação é raramente observada e, por isso, é considerada anormal e pouco atractiva do ponto de vista estético.

Considerações e aplicações protéticas:

As indicações fornecidas pelos lábios e pelo perfil do paciente podem sugerir a forma e o tamanho ideais das restaurações anteriores. Incisivos centrais superiores discretos podem ser considerados uma compensação natural e útil para equilibrar a aparência estética de um paciente com um perfil convexo, especialmente na presença de lábios finos. Por outro lado, uma maior dominância dentária pode ser agradável num perfil côncavo, especialmente se o paciente tiver lábios grossos.

E)   Plano oclusal:

O plano oclusal é o plano comum estabelecido pelas superfícies incisais e oclusais dos dentes e coincide convencionalmente (com pequenas variações) com o plano de Camper, que é um plano que se estende desde o bordo inferior da asa do nariz até ao bordo superior do tragus da orelha.

Referências fonéticas

Os testes fonéticos são uma ajuda fiável para fazer um diagnóstico estético e funcional correto. Podem fornecer indicações úteis para estabelecer a posição e o comprimento adequados dos dentes, bem como para determinar uma dimensão vertical de oclusão adequada.

Embora sejam uma ajuda válida para a elaboração de um plano de tratamento correto, os resultados dos testes fonéticos devem ser comparados com os resultados de outras análises dentofaciais.

De facto, pode ser necessário escolher entre resultados aparentemente contraditórios; nesses casos, depois de ter avaliado os resultados dos testes no seu conjunto, o clínico terá de fazer uma escolha baseada na experiência e no discernimento clínicos.

CONSIDERAÇÕES PROTÉTICAS PARA A POSIÇÃO ESTÉTICA DO BORDO INCISAL

Idealizar a posição do bordo incisal, avaliando a dento-labial. Parâmetros fonéticos (s e f/v) e funcionais:

TESTES FONÉTICOS:

Avaliar a exposição dentária durante a pronúncia de fonemas

- M-Com os lábios em repouso, exposição de 1 a 5 mm
- E- 80% do espaço interlabial deve ser visível em indivíduos jovens, menos de 50% do espaço interlabial em indivíduos idosos
- "F/V: O bordo incisal roça apenas o lábio inferior.

DIMENSÃO E PROPORÇÃO DOS DENTES:

- Otimizar as dimensões e proporções
- Incisivo central do maxilar: Largura de 5,3 a 9,3 mm, comprimento de 10,4 a 11,2 mm
- A proporção largura-comprimento deve ser de 75% a 80%

COMPRIMENTO DOS DENTES ADJACENTES:

Modificar o comprimento do dente, mantendo a harmonia com os dentes adjacentes.

LINHA DO SORRISO/NÍVEIS GENGIVAIS

Avaliar a exposição dos dentes durante o sorriso e respeitar as dimensões e proporções dos dentes ao efetuar quaisquer ajustes ao comprimento cervical.

F) Visibilidade

COMPRIMENTO DOS LÁBIOS (mm)	*Exposição do incisivo vertical maxilar*	*Exposição do incisivo central inferior*
10-15	392	0.64
16-20	344	077
21-25	218	098
26-30	0.93	1.95
31-36	0.25	2.25

A quantidade de exposição dentária quando os lábios e o maxilar inferior estão em repouso é, assim como a postura corporal, uma posição determinada pelos músculos. Um interessante estudo relacionado à exposição dentária de acordo com o sexo, fatores raciais, idade e comprimento dos lábios elucidou a extrema variabilidade desse fator. A exposição dentária mostrou um aumento de negros para asiáticos e brancos para os incisivos centrais superiores e para os incisivos centrais inferiores de asiáticos para negros e brancos. As pessoas com lábios superiores curtos expõem a textura máxima dos incisivos superiores, enquanto as pessoas com lábios superiores longos expõem predominantemente os incisivos inferiores. A exposição média dos incisivos superiores com os lábios em repouso é de 1,91 mm nos homens e de 3,4 mm nas mulheres.

G) Componentes do sorriso

A capacidade do indivíduo para exibir um sorriso agradável depende diretamente da qualidade dos elementos dentários e gengivais que o compõem, da sua conformidade com as regras de beleza estrutural, das relações existentes entre os dentes e os lábios durante o sorriso e da sua integração harmoniosa na composição facial.

Os sorrisos podem ser classificados como:

Passivo: ligeira separação dos lábios mostrando as partes incisais dos dentes anteriores.

Ativo: mostra mais dentes, alguma gengiva e espaço negativo com os lábios ligeiramente esticados nos cantos

Rir: exposição máxima dos dentes e das gengivas numa janela de sorriso alargada

i)   Linhas dos lábios (Fig. 2)

A quantidade de exposição dentária durante um sorriso depende de uma variedade de factores, como o grau de contração dos músculos da expressão, os níveis dos tecidos moles, as particularidades do esqueleto e o desenho dos elementos de restauração, a forma dos dentes ou o desgaste dentário

Linha do lábio superior:

✓   Ajuda a avaliar os incisivos maxilares expostos em repouso e durante o sorriso e a posição vertical das margens gengivais durante um sorriso. Pode ser classificado como baixo, moderado ou alto, dependendo da quantidade de exposição dentária ou gengival em repouso ou durante um sorriso moderado.

✓   Um sorriso pode ser denominado "dentado" se forem observados mais de 6 mm de exposição incisal em repouso, ou "gengival" se forem observados mais de 3 mm de tecido gengival num sorriso moderado.

✓   A localização ideal da altura do lábio superior em relação ao incisivo central é na sua margem gengival ou 1 mm acima, mostrando a papila interdentária entre os dois incisivos centrais durante um sorriso moderado.

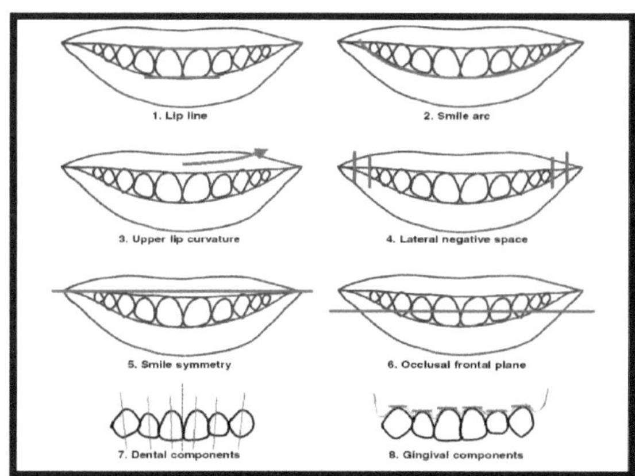

(Fig. 2)

Linha do lábio inferior:

✓ Ajuda a avaliar a posição vestibulolingual do bordo incisal dos incisivos superiores e a curvatura do plano incisal.

ii)   Plano Incisal

Quando os bordos incisais do incisivo central e do canino estão alinhados numa convexidade, o plano incisal é convexo. Quando os bordos incisais do incisivo central e do canino estão alinhados mas são mais compridos do que o incisivo lateral, o plano incisal tem uma configuração em **"asa de gaivota"**. Uma combinação destas duas disposições agradáveis é frequentemente observada na mesma boca.

iii)   Linha do sorriso

✓ Uma linha curva imaginária que passa pelas bordas incisais dos dentes anteriores superiores, geralmente paralela à curvatura da borda interna do lábio inferior. O grau de curvatura da linha do sorriso é mais pronunciado nas mulheres do que nos homens. A juventude exprime-se através de incisivos centrais proeminentes e bem desenvolvidos, de bordos incisais bem definidos e de uma linha de sorriso convexa ou em *"asa de gaivota"*. Uma linha de sorriso reta está associada ao desgaste e ao envelhecimento.

✓ Acessoriamente, a convexidade da linha do sorriso pode ser restaurada para desviar a atenção de características faciais desagradáveis. Riley recomenda compensar um queixo pontiagudo com uma curva de sorriso mais plana ou, pelo contrário, equilibrar um rosto quadrado com uma curva de sorriso relativamente acentuada.

✓ Os padrões desagradáveis incluem uma linha de sorriso invertida ou côncava, ou uma convexidade excessiva.

Curvatura do lábio superior

Espera-se que corra para cima a partir da posição central para os cantos da boca, dependendo da sequência e do grau de implicação dos músculos faciais no desenvolvimento de um sorriso.

iv)   Espaço negativo

Pode ser descrito como o espaço escuro que aparece entre os maxilares no canto da boca ou à volta do aspeto facial dos dentes posteriores durante o riso e a abertura da boca. Contribui para a individualização da composição dentária que é projectada pelo contraste de cores. Este espaço negativo lateral, que resulta da diferença existente entre as larguras da arcada maxilar e do sorriso, foi descrito como estando em proporção áurea com o segmento anterior do sorriso.

v)   Simetria do sorriso

A simetria só pode ser percepcionada em referência a um ponto central hipotético ou a uma linha média central. Pode ser uma simetria horizontal ou radial, dependendo da preferência do paciente. Num sorriso natural e agradável, a simetria dentária agradável encontra-se perto da linha média e a irregularidade agradável longe da linha média, criando um equilíbrio entre idealismo e diversidade.

vi)   Dominância do sorriso

Frush & Fisher e Lombard sublinharam a necessidade de o incisivo central superior ter um tamanho suficiente para dominar o sorriso, porque qualquer composição se baseia na dominância de um elemento principal

Directrizes para uma dominância agradável do sorriso:

• *Dominância do elemento central:* Os incisivos centrais superiores exibem uma presença forte pelo seu tamanho e forma.

• *Elementos complementares subsequentes*: Os incisivos laterais maxilares e os caninos complementam o incisivo central em termos de forma e configuração adequadas.

• *Proporção relativa agradável:* Embora numericamente, todas as proporções dos dentes anteriores não sigam a regra de ouro, os dentes estão colocados de tal forma que aparecem numa proporção adequada entre si.

• *Ordem na composição*: Observam-se rácios recorrentes semelhantes nos dentes desde o incisivo central até ao pré-molar.

• *Dinamismo do sorriso:* Os movimentos bem coordenados dos lábios com a restante musculatura peri-oral e as correspondentes expressões faciais harmoniosas contribuem para o rosto agradável durante o sorriso.

• *Elemento centralizado para a unidade*: A tez e a textura do rosto contrastam com a cor dos lábios, a gengiva e os dentes, o que leva a uma demarcação distinta entre a moldura oral e a facial

2)   COMPONENTES DENTÁRIOS

Linha média dentária, Proporção dentária, Simetria /Assimetria, Morfologia dentária.

A)   *Linha média dentária*: (Fig. 3, 4)

• Tanto a linha média facial como a linha média dentária são os vectores necessários que permitem a apreciação estética através da perceção dos parâmetros de simetria e equilíbrio. Logicamente, a linha média dentária deve coincidir com a linha média facial. No entanto, a falta de coincidência entre a localização e a direção das duas linhas médias não constitui um problema estético, a menos que exista uma discrepância distinta. A verticalidade da linha média é mais crítica do que a sua posição mediolateral.

• Golub adverte contra a obtenção de uma linha média perfeitamente centrada com o rosto porque cria demasiada uniformidade. Por outro lado, uma linha média vertical e centrada pode ser utilizada para desviar a atenção das características faciais assimétricas.

• A investigação demonstrou estatisticamente, utilizando o filtro labial como guia de referência, que a linha média maxilar coincidiu exatamente com a linha média facial em 70% dos casos, e que a estética não foi comprometida por um ligeiro desvio da linha média central. O mesmo estudo revelou que as linhas médias maxilar e mandibular não coincidiram em 75% dos casos.

• São utilizados pontos de referência anatómicos, como a papila incisiva ou o frénulo labial, para centrar a linha média com precisão.

• A figura 4 mostra o desalinhamento da linha média

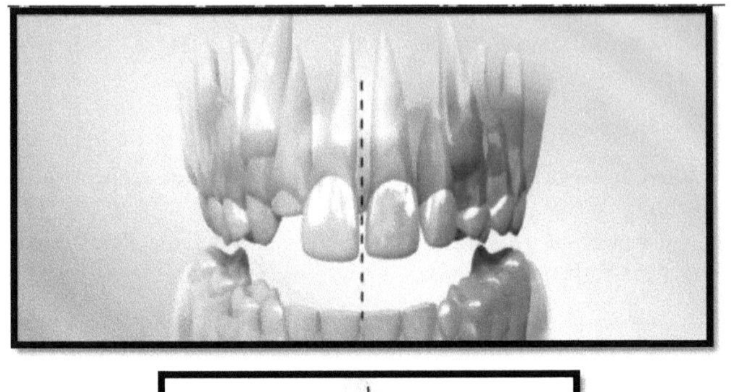

(Fig. 3)

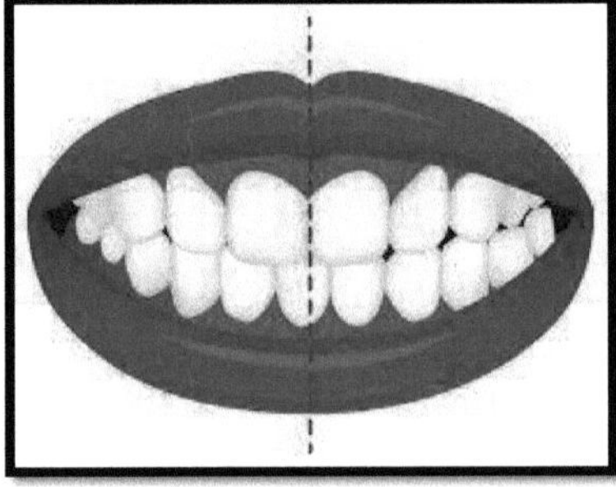

(Fig. 4)

B) *Proporção dos dentes:*

A proporção do dente é calculada dividindo a largura da coroa clínica pelo seu comprimento, que é idealmente de 75% a 80% para os incisivos centrais superiores. Abaixo de 65%, o incisivo central pode parecer demasiado estreito, como nas coroas de implantes ou após cirurgia periodontal. Acima de 85%, o incisivo pode parecer demasiado curto e quadrado, como na atrição ou com erupção passiva alterada.

i)	Proporção determinada por médias estatísticas:

O rácio WIL médio de um incisivo central maxilar varia entre 0,74 e 0,89. Wheeler sugeriu uma proporção de 0,8 (8,5 mm 110,5 mm) para a técnica de escultura e isto é consistente com as médias de 0,8 (8,5 mm I 10,4 mm) encontradas por Shillingberg et al, 0,8 (9,0 mm /11,2 mm) por Bjorndal et al e 0,76 (8,6 / 11,2 mm) por Woelful.

ii)	Proporção determinada pela forma do rosto:

São propostas várias teorias:

➢	Hall (1887) propôs o "conceito de forma típica", classificando os dentes naturais nas categorias ovoide, cónica e quadrada.

➢	A relação biométrica de Berry defendia que o contorno do incisivo central superior invertido se aproxima muito da forma do contorno da face. Ele também postulou com House & Loop que a largura mesiodistal do dente era 1/16 da largura bizigomática.

❯   Esta teoria geométrica foi posta em causa quando Frush & Fisher (1956) introduziram a "teoria Dentogénica", segundo a qual a seleção dos dentes é regida principalmente pelo SAP (Sexo, Idade e Personalidade).

❯   No entanto, do ponto de vista científico, a correlação entre a forma dos dentes e a forma do rosto tem sido amplamente recusada.

iii)   Proporção determinada pelo dentista e pela preferência do doente:

Woodhead e McArthur demonstraram separadamente que os moldes dos incisivos centrais superiores eram mais estreitos mesiodistalmente do que os dentes extraídos. Kern estudou 509 crânios e encontrou a "relação biométrica" de 1 /16 apenas em 31% dos crânios. 60% dos crânios revelaram rácios de 1/14 e 1/15. Brisman avaliou as preferências dos pacientes e dos dentistas e encontrou preferência nos desenhos do incisivo central por uma relação W/L de 0,75 ou 0,80. No entanto, nas fotografias, os doentes ainda preferiam a relação 0,80, enquanto os dentistas seleccionavam dentes mais compridos e estreitos com uma relação de 0,66, possivelmente condicionada pela seleção de dentes para dentaduras.

iv)   Proporção determinada por considerações anatómicas:

Estudos isolados encontram alguma relação entre os tamanhos do incisivo central maxilar e várias características anatómicas. No entanto, as provas continuam a ser demasiado escassas para correlacionar rigorosamente a forma do incisivo central maxilar com um marco facial.

"A proporção dourada"

A definição das leis da beleza e da harmonia foi uma preocupação constante dos filósofos e matemáticos gregos. A ligação da beleza com os valores numéricos confirma a filosofia de que a beleza aparece sempre como fundamentalmente exacta. A descoberta de uma relação intrigante na harmonia entre duas partes, que pode ser descrita da seguinte forma, foi atribuída a Pitágoras: o menor para o maior é igual à soma do todo relacionado com o maior

❯   Desde a sua formulação na Antiguidade, este número, chamado "número de ouro" ou "secção dourada", tem atraído a atenção de místicos, artistas" e cientistas. Johannes
❯   Keppler (1611) viu nesta secção áurea uma ideia utilizada pelo Criador para gerar a forma semelhante" e o seu valor estético foi sublinhado por Luca Pacioli no seu livro Divina Proporção (1509) ilustrado por Leonardo da Vinci. A extensão do estudo do número de ouro da sua forma linear para a forma superficial é atribuída a Hambridge e, mais recentemente, Le Corbusier desenvolveu uma escala baseada nas proporções áureas do corpo humano que pretendia integrar num espaço habitacional dimensional de acordo com os seus movimentos e posições. A harmonia das proporções foi definida como um princípio estético que faz parte da beleza essencial. Quando consideramos o tamanho e o design de elementos naturais, devemos ter sempre em mente a proporção, porque esta relação dourada foi demonstrada em formas orgânicas da natureza e em formas animais e humanas.
❯   A aplicação do número de ouro à medicina dentária foi mencionada pela primeira vez por Lombard e desenvolvida por Levin. Levin observou que a relação dente a dente recorrente mais harmoniosa se encontrava na proporção áurea. Isto implica que o incisivo central superior deve ser aproximadamente 60% mais largo do que o incisivo lateral, que por sua vez deve ser 60% mais largo do que o aspeto mesial do canino, sendo o aspeto distal do canino obscurecido do aspeto facial. Demonstrou ainda que o espaço negativo lateral, a área que aparece entre o segmento anterior dos dentes e o canto da boca ao sorrir, é em proporção

áurea a metade da largura deste segmento anterior. Desenvolveu uma grelha para ajudar o prostodontista a detetar o que está esteticamente errado na relação proporcional anterior22[,31,33].

C)   *Simetria / Assimetria*

A simetria dentária está relacionada com os lados direito e esquerdo da linha média. O objetivo é encontrar um equilíbrio agradável entre idealismo e desvio, porque as dentições naturalmente estéticas têm assimetrias subtis.

Regras de simetria / assimetria para os dentes anteriores superiores:

i)   Simetria

- A linha média dentária é reta.
- A linha do sorriso segue a convexidade do lábio inferior
- Os incisivos centrais são simétricos
- As margens gengivais dos incisivos centrais são simétricas.
- As bordas incisais aprofundam-se gradualmente dos incisivos centrais para os caninos.
- O plano incisal é convexo, sinuoso ou uma combinação de ambos.
- As inclinações mesiais dos dentes são mais agradáveis do que as inclinações distais

ii)   Assimetria

- A linha média dentária pode ser ligeiramente oblíqua em relação à linha média facial
- Os bordos incisais dos incisivos centrais podem estar ligeiramente desalinhados se as suas margens gengivais não estiverem niveladas.
- Os dentes não devem estar alinhados nos três planos do espaço para sugerir alinhamento; devem divergir em pelo menos um plano.
- Os incisivos centrais podem sobrepor-se ligeiramente uns aos outros ou ocupar uma posição mais facial ou podem estar ligeiramente rodados facialmente.
- Um incisivo central pode ser mais inclinado mesialmente do que os outros.
- O ângulo incisal distal do incisivo central pode ser bilateralmente assimétrico.
- Os incisivos laterais podem diferir bilateralmente em termos de forma, inclinação, abrasão e rotação gengival; as suas margens não precisam de estar niveladas.
- As inclinações labiolingual dos caninos podem ser ligeiramente assimétricas.

iii)   Inclinação axial:

É a direção dos dentes em relação à linha média central. Há uma inclinação mesial definida de todos os dentes anteriores, bem como dos pré-molares e primeiros molares em relação à linha média. O equilíbrio é realizado em torno do fulcro central. Na dentição natural, nota-se uma ampla gama de desvios da inclinação incisal axial padrão. Na presença de um desvio axial moderado e agradável, estas inclinações singularizam e realçam a personalidade, desde que o equilíbrio ou o equilíbrio de linhas tenha sido alcançado em torno do fulcro central. Os desvios para além de um certo grau de equilíbrio são invariavelmente classificados como pouco atractivos. Além disso, quando o equilíbrio da inclinação axial dos dentes não é conseguido na composição dentária, a tensão visual resultante pode também indicar um possível fator de instabilidade oclusal.

D)   **Morfologia dentária**

Os dentes têm sido geralmente definidos de acordo com o seu contorno bidimensional, mas a sua caraterização bem sucedida depende da avaliação e reprodução de caracteres tridimensionais.

i)   **Textura**

• Podemos avaliar a textura opticamente através da quantidade de luz reflectida ou desviada. A caraterização da superfície do dente é uma função de dois tipos de convexidades e concavidades:

• Sulcos anatómicos, facetas e proeminências que existem em vários graus em qualquer superfície dentária.

• Os peri-kymatae, stippling e rippling que podem afetar a superfície do esmalte.

• A qualidade de um dente artificial depende diretamente da mistura de efeitos de luz que produzem um resultado semelhante ao produzido por um dente natural

ii)   **Forma dos dentes**

✓ O contorno médio dos dentes pode ser classificado arbitrariamente como quadrado, ovoide, cónico e misto, devido à influência das leis de harmonia propostas em 1914 por Williams, que estabeleceram uma relação entre o contorno da face e o contorno do incisivo central superior.

✓ Várias teorias baseadas em pontos de referência ósseos e dentários, contorno facial de tecidos moles e contorno dentário, e cor da face e contorno dentário têm sido propostas. Na ausência de documentação, como modelos antigos ou fotografias, a forma do dente, predominantemente o incisivo central superior, não sujeita a regras rígidas, deve ser selecionada de acordo com um desenho básico do dente e avaliada e corrigida no que diz respeito à sua integração com o ambiente facial.

iii)   **Diagrama do contorno do dente**

A descrição da caraterística anatómica média dos dentes anteriores é importante porque fornece ao médico dentista normas geométricas básicas, sem restringir o sentido estético. A influência de vários autores, como Wheeler, Stein, Gypsi, Dawson e Scharer, contribuiu para o desenho das morfologias dentárias.

iv)   **Largura mesiodistal**

Esta dimensão é muito mais crítica do que a inciso-gengival para a colocação de dentes anteriores. O desgaste dentário proximal parece afetar a população envelhecida. No entanto, ao restaurar os dentes, não se deve considerar o ajuste dos dentes à idade, mas sim recomendar vivamente que os pacientes recebam elementos dentários ortodônticos jovens.

v)   **Altura inciso-gengival**

Esse valor dimensional é menos crítico do que a largura mesiodistal, pois parece ser altamente dependente de situações clínicas. A atenção só se concentra no comprimento do dente quando este ultrapassa um certo grau de tolerância estética.

Os principais factores determinantes do

comprimento incisal são: o Comprimento e

curvatura do lábio superior

o   Preferência do doente

o   Os determinantes acessórios do comprimento dos incisivos são

o   Plano posterior de oclusão

o   Valores médios do comprimento anatómico da coroa para o incisivo central
superior

Ao devolver a juventude plena, as desarmonias raramente têm origem na largura ou no comprimento dos dentes, mas sim na seleção inadequada da cor, que aumenta de saturação com o avançar da idade. A simulação da aparência natural que é defendida pelos especialistas em próteses dentárias é obscurecida pela regra de que os dentes, no seu comprimento e largura, devem estar relacionados com a idade do paciente. Como consequência, o desgaste progressivo dos dentes anteriores é considerado normal, até que os problemas da ATM fazem com que o dentista e o paciente se apercebam de uma patologia, bem presente ao longo dos anos, mas não reconhecida como tal e deixada sem tratamento. Por conseguinte, a restauração dos dentes anteriores na sua normalidade juvenil torna-se um pré-requisito para a restauração da função.

vi)   Perfil incisal

O aspeto agradável do incisivo central maxilar natural reside na sua pronunciada curvatura facial, em parte porque cria padrões de reflexão variados. O desafio de deslocar o bordo incisal é duplicar a sua aparência original e ainda preservar uma orientação anterior confortável e sem restrições. O bordo incisal do incisivo central é a pedra angular a partir da qual o sorriso é construído, porque uma vez definido, serve para determinar as proporções dentárias correctas e os níveis gengivais

vii)   Caracterização do segmento anterior

O conceito de SAP de Frush & Fisher precisa de ser reavaliado. A inelutabilidade do desgaste dos dentes anteriores, juntamente com a progressão da idade, já não é compatível com o desejo geral de prolongamento da juventude e com as possibilidades terapêuticas de manutenção funcional. Por conseguinte, o comprimento dos dentes deve ser considerado um valor constante ao longo da progressão da idade. Do ponto de vista morfo-psicológico, os centrais concentram os traços concretos da personalidade, força, energia, autoridade, magnetismo, apatia ou retração, enquanto os incisivos laterais concentram os abstractos, como os elementos artísticos, emocionais ou intelectuais da personalidade. Os caninos exprimem a agressividade e o perigo animal, orientados pela ambição e pela obstinação, que na maioria das vezes é atenuada pela idade, introduzindo na forma do dente uma certa "maturidade".

3.   COMPONENTES GENGIVAIS

CRITÉRIOS ESTÉTICOS FUNDAMENTAIS:

•   A apresentação da estética oral deve começar por incluir critérios objectivos fundamentais relacionados com os tecidos moles e duros, que podem ser facilmente controlados através de uma lista de verificação estética.

•   Tanto a estética dentária como a gengival actuam em conjunto para proporcionar um sorriso com harmonia e equilíbrio. Um defeito nos tecidos circundantes não pode ser compensado pela qualidade da restauração dentária e vice-versa. Os critérios fundamentais relacionados com a estética gengival estão bem estabelecidos. Tanto a saúde gengival como a morfologia gengival foram incluídas entre os primeiros parâmetros a serem avaliados

•   No que diz respeito às características dos dentes, a sua importância relativa entre os parâmetros objectivos foi hierarquizada da seguinte forma
o   Forma e dimensão
o   Caracterização, nomeadamente da opalescência, da translucidez e da transparência.
o   Textura da superfície.
o   Cor, especialmente fluorescência e brilho.

•   A observação analítica de dentes extraídos e de dentes naturais in vivo é essencial. A duplicação dos espécimes com gesso dentário pode facilitar a apreciação da forma e da textura. Os próprios dentes podem ser observados em transiluminação para determinar os efeitos da reflexão da luz. Melhor compreensão de certas colorações intensas no interior dos tecidos, como os lóbulos de desenvolvimento dentinário e as zonas de infiltrações dentinárias.

•   A configuração dos bordos incisais, bem como a sua relação com a linha do lábio inferior e a simetria do sorriso são determinantes para a idade do sorriso e estão incluídos entre os critérios objectivos31 [34, 38, 46].

Integração estética subjectiva:

Os parâmetros acima mencionados podem ser controlados, mas não conduzem ao sucesso estético final da restauração. De facto, o resultado estético depende da integração harmoniosa dos critérios estéticos fundamentais com o sorriso e, em última análise, com o carácter de um indivíduo.

Nesta fase, devem ser considerados critérios adicionais, tais como variações na forma, disposição e posicionamento dos dentes e comprimentos relativos das coroas, bem como o ajuste fino do chamado espaço negativo.

Critérios objectivos fundamentais

1.   Saúde gengival

2.   Fecho interdentário

3.   Eixo do dente

4.   Zénite do contorno gengival

5.   Equilíbrio dos níveis gengivais

6.   Nível do contacto interdentário

7.   Dimensões relativas dos dentes

8.   Características básicas da forma dos dentes

9.   Caracterização dos dentes

10.   Textura da superfície

11.   Cor

12.   Configuração do bordo incisal

13.   Linha do lábio inferior

14.   Simetria do sorriso

Critérios subjectivos (integração estética):

1.   Variações na forma dos dentes

2.   Disposição e posicionamento dos dentes

3.   Comprimento relativo da coroa

4.   Espaço negativo

ESTÉTICA ORAL NATURAL

CRITÉRIOS FUNDAMENTAIS

Critério 1: Saúde gengival

Os tecidos moles saudáveis devem apresentar os seguintes elementos

- A gengiva livre estende-se desde a margem gengival livre (coronal) até ao sulco gengival (apical) e tem uma superfície rosa coral e baça.
- A gengiva aderida estende-se desde o sulco gengival livre (coronal) até à junção mucogengival e tem uma cor rosa coral e uma textura firme (queratinizada e aderida ao osso alveolar subjacente), com um aspeto de "casca de laranja" presente em 30% a 40% dos adultos.
- A mucosa alveolar é apical à junção mucogengival, com um aspeto solto (móvel) e vermelho escuro.
- Durante o envelhecimento, a saúde gengival pode ser mantida através de uma higiene oral óptima e de terapia periodontal, se necessário.
- Para manter a saúde gengival, devem ser utilizados procedimentos clínicos atraumáticos durante a preparação do dente e a moldagem, respeitando a chamada largura biológica, e as margens da preparação devem ser precisas e as restaurações provisórias adequadamente adaptadas. Finalmente, os contornos axiais das restaurações finais, bem como a natureza do material de restauração escolhido, influenciarão a saúde gengival.

Critério 2: fecho interdentário

- Na gengiva juvenil saudável, os espaços interdentais são fechados pelo recorte dos tecidos que formam as papilas. A negligência transitória da higiene oral e a doença periodontal podem alterar esta arquitetura gengival. Pode ser possível compensar a perda de inserção e a abertura de espaços interdentários apenas com meios de restauração.
- A porção cervical da área de contacto, a parede interproximal dos dentes adjacentes e a papila interdentária formam a embrassura interdentária, um fator estético segregativo que assegura a harmonia da composição dentária. A gengiva interdental acompanha a forma do osso. Na região anterior, apresenta-se convexa, reduzida em largura e produzindo um formato piramidal e em ponta de faca; e torna-se plana na região posterior. Quanto mais próximas as raízes, mais altos e convexos são os tecidos interproximais entre elas e vice-versa.
- A estética e a acessibilidade da embricadura para a higiene oral são inversamente proporcionais. Na área posterior, as bridas bem abertas favorecem a acessibilidade para a higiene oral e espaço suficiente para a gengiva, mas não permitem a impactação lateral de alimentos, desde que o contacto seja mantido. Em todas as circunstâncias, quando existe uma estrutura dentária normal, juntamente com uma proximidade adequada da raiz interproximal e um estado periodontal sólido, a manutenção do espaço da embricadura depende diretamente da quantidade de preparação, da colocação da margem e da adequação da restauração, do perfil de emergência, do desenho do dente interproximal e da localização e largura da área de contacto.

Critério 3: eixo do dente

O eixo principal do dente inclina-se para distal na direção inciso-apical. Esta inclinação parece aumentar dos incisivos centrais para os caninos. Este critério é mencionado nesta fase porque a posição/morfologia do dente e o contorno gengival são interdependentes, como mostra o critério 4. Variações no eixo do dente e na linha média são frequentes e nem sempre comprometem o resultado estético final.

Critério 4: Zénite do contorno gengival (Fig. 5)

• O zénite gengival (o ponto mais apical do contorno gengival) situa-se normalmente distal ao centro do dente, o que resulta num colo triangular excêntrico As preparações dentárias para restaurações de coroa total ou facetas devem respeitar esta forma básica da gengiva. A colocação adequada do fio de deflexão é fundamental para esse efeito.

• Os chamados pontos zenitais são os pontos mais apicais das coroas clínicas; que são a altura do contorno. As suas posições são ditadas pela anatomia da forma da raiz, pela junção cemento-esmalte (CEJ) e pela crista óssea, onde a gengiva é mais recortada. Os pontos zenitais estão geralmente localizados logo distal a uma linha traçada verticalmente através do meio de cada dente anterior.

• De acordo com Rufenacht, os incisivos laterais são uma exceção a essa regra, pois seus pontos zenitais são colocados mais centralmente ou na linha média da margem do dente. Esta regra nem sempre se aplica aos incisivos laterais maxilares ou aos incisivos mandibulares, para os quais o zénite gengival também pode estar centrado ao longo do eixo do dente.

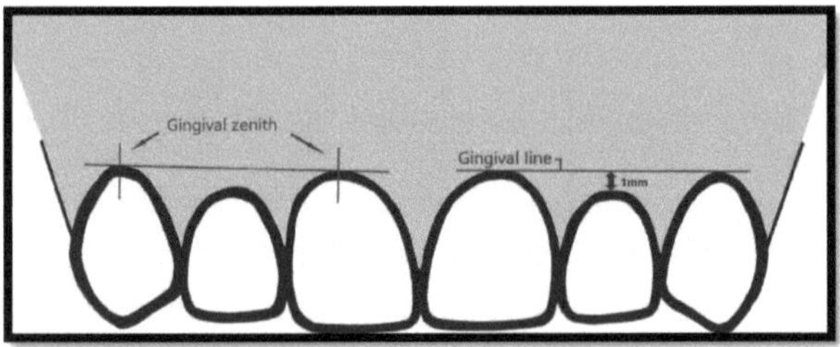

(Fig. 5)

Aplicação clínica:

• As posições dos pontos zenitais ganham importância quando se fecham diastemas ou se altera a posição inclinada distal ou mesial dos dentes. No caso do fecho de diastemas, se os pontos zenitais não forem movidos mesialmente das suas posições originais, as facetas laminadas de porcelana acabadas podem dar a perceção de estarem inclinadas mesialmente. Além disso, as posições distais extremas dos zénites gengivais resultarão numa forma triangular exagerada. Para evitar estas ocorrências e para criar uma ilusão de incisivos centrais deslocados para a linha média, os pontos zenitais também devem ser deslocados mesialmente.

• No caso em que o dente precisa de ser mostrado mais comprido ou mais afilado no 1/3 da gengiva, os pontos zenitais podem ser movidos apicalmente. Este movimento apical permite obter uma forma triangular. Um triângulo equilátero parecerá sempre mais comprido em altura do que em largura e isto também prova que um desenho de dente cónico fará com que o dente pareça mais comprido do que é.

- Este procedimento deve, portanto, ser utilizado em dentes mais curtos, quando é necessário o alongamento na direção apical.

- Os pontos zenitais podem melhorar a perceção do eixo do dente, bem como o comprimento e as formas gengivais, o que pode ser conseguido através de alterações horizontais ou verticais

Critério 5: Equilíbrio dos níveis gengivais

O contorno gengival dos incisivos laterais deve ser um pouco mais coronal em comparação com o dos incisivos centrais e caninos. Esta situação ideal representa a altura gengival da Classe 1.

Variações moderadas relacionadas a esse critério são frequentes. Na Classe 2 de altura gengival, o contorno gengival dos incisivos laterais situa-se apicalmente ao dos incisivos centrais e caninos; para um resultado harmonioso, os incisivos laterais com gengiva mais apical devem apresentar um bordo incisal mais curto. Concomitantemente, esses incisivos laterais devem sobrepor-se ligeiramente aos incisivos centrais, proporcionando uma variedade natural à composição dentária (segundo Rufenacht).

Em caso de deformidade grave, deve recorrer-se à cirurgia periodontal plástica para otimizar os contornos gengivais para o tratamento de restauração.

Critério 6: Nível de contacto interdentário

- A posição do contacto interdentário está relacionada com a posição e a morfologia dos dentes. Embora seja mais coronal entre os incisivos centrais, tende a progredir apicalmente dos incisivos em direção à dentição posterior.
- As cristas marginais, as fossas marginais e os vertedouros parecem ser auxiliares úteis na prevenção da impactação de alimentos. No segmento anterior e numa vista frontal, os contactos estão situados numa posição que parece ir de incisal a cervical, do incisivo central superior ao canino.
- É geralmente aceite localizar o contacto entre os centros no 1/3 mais incisal, um ponto que termina uma longa linha vertical de contacto interincisal. Esta linha serve de referência para a simetria e o equilíbrio dos dois lados. Se for traçada uma linha imaginária entre os pontos de contacto anteriores, esta forma uma curvatura que reforça fortemente a curva da linha incisal e a linha do lábio inferior.
- A coincidência direcional da linha de contacto, incisal e do lábio inferior proporciona forças coesivas na composição dentofacial. Ao mesmo tempo, o grau de curvatura introduz forças segregativas na composição29[,34]

Anatomia do ponto de contacto:

- A forma do ponto de contacto, ou melhor, a área de contacto, na sua extensão oro-bucal e corono-apical, é diretamente influenciada pela morfologia dos dentes, pela sua largura e disposição. A forma oro-bucal do contacto dentário determina diretamente a forma do colo gengival, uma depressão microscópica na papila interdentária. Um alargamento oro-bucal da área de contacto que favoreça a formação de um colo demasiado grande está contraindicado.

Critério 7: Dimensões relativas dos dentes

- Devido às variações individuais e ao desgaste proximal/ incisal do dente, é difícil fornecer "números mágicos" para definir a dimensão adequada do dente.
- A proporcionalidade relativa dos dentes há muito que é comparada com elementos clássicos da arte e da arquitetura.

- Como resultado, teoremas matemáticos como a ***"proporção áurea"*** e a ***"percentagem áurea"*** foram propostos para a determinação dos chamados espaços mesiodistais ideais. Estas regras foram aplicadas ao tamanho "aparente", visto diretamente da parte anterior (Fig. 6)

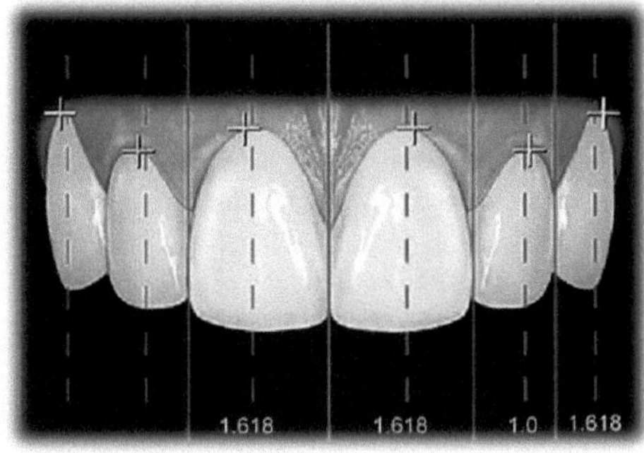

(Fig. 6)

Simetria gengival

A simetria gengival dos incisivos centrais requer uma atenção especial. A simetria gengival entre incisivos laterais e caninos não é obrigatória, e a exibição unilateral da margem gengival livre de um incisivo lateral ou de um canino em várias posições do sorriso também é esteticamente aceitável

5. COMPONENTES FÍSICOS (ILUSÕES)

- A arte de criar ilusões consiste em alterar a perceção para fazer com que um objeto pareça diferente do que é na realidade. A utilização de conceitos ópticos para criar ilusões de ótica pode ser a melhor forma de resolver ou esconder uma situação esteticamente difícil. O controlo do fenómeno da reflexão da luz e do contraste das cores permite-nos criar ilusões e, assim, restabelecer proporções. ***"A regra fundamental é que tudo é relativo a outra coisa."***

- O processo de perceção é uma organização de dados sensoriais (estímulos visuais, auditivos, gustativos e olfactivos), que são levados ao intelecto onde é desenvolvida uma resposta em combinação com resultados de experiências anteriores ou crenças que são interpretadas inconscientemente. A perceção visual é um pré-requisito para a apreciação estética, da mesma forma que o exame visual é também uma rotina nas investigações clínicas normais.

A perceção visual é:

- ➢ Aumento do contraste
- ➢ Aumento da reflexão da luz
- ➢ Diminuído pelo aumento da deflexão da luz

A)   PRINCÍPIOS DAS ILUSÕES

Princípio da iluminação: afirma que as sombras criam profundidade e a luz cria proeminências. A luz artificial unidirecional não projecta sombras e, por conseguinte, mostra apenas o comprimento e a largura, ao passo que a luz multidirecional projecta sombras que acrescentam uma terceira dimensão de profundidade.

Princípio das linhas: afirma que as linhas verticais acentuam o comprimento e as linhas horizontais acentuam a largura.

B)   DIREITO DO ROSTO

Sugere a alteração da forma da silhueta do dente, o que, por sua vez, altera a reflexão da luz e cria a perceção de uma forma facial diferente. A "face" de um dente é a área da superfície facial dos dentes anteriores e posteriores que é delimitada pelos ângulos das linhas de transição, que marcam a transição da face para as superfícies mesial, distal, cervical e incisal. A "face aparente" é a porção da face que é visível para o observador a partir de uma única vista. A lei da face implica em fazer com que dentes diferentes pareçam semelhantes, tornando as faces aparentes iguais, criando ângulos de linha de transição semelhantes. Quando os ângulos de linha não podem ser reposicionados numa restauração, a porção do dente pode ficar com uma coloração escura, promovendo o efeito de que o dente está a recuar.

C)   ALTERAR A PERCEPÇÃO DO INCISIVO CENTRAL SUPERIOR

Estes princípios ópticos devem ser aplicados através do contorno dos dentes e da manipulação da cor.

Situação inicial

* proeminências labiais
* Ângulos de linha
* Convexidade cervical
* Linhas ou cristas verticais e horizontais

Ilusão de estreitamento

Modificação do contorno dos dentes

* Deslocar os ângulos de linha mesialmente
* Aumentar a convexidade das proeminências centrais a nível mesiodistal
* Aumentar moderadamente o comprimento da proeminência central
* Aumentar as borrachas faciais
* Realçar a textura e o brilho com linhas verticais e sulcos
* Deslocar os contactos proximais para palatino
* Aspeto distal lingual

Modificação da cor dos dentes:

* Aumentar a coloração escura das zonas

interproximais Aplicações:

- Para fechar diastemas
- Para diminuir o espaço pôntico grande
- Para controlar as proporções dos dentes

Ilusão de alargamento

Modificação do contorno dos dentes

- Deslocar lateralmente os ângulos de reta
- Diminuir a curvatura da proeminência central mesiodistalmente / aplanar o contorno facial
- Diminuir as borbulhas faciais
- Realçar a textura e o brilho com linhas horizontais e sulcos
- Rodar o aspeto distal labialmente; sobrepor

Alteração da cor dos dentes

- Diminuir a coloração das zonas

interproximais Aplicações:

- Para corrigir o apinhamento (resultado limitado)
- Para aumentar o espaço pôntico estreito
- Para melhorar as proporções dos dentes
- Para corrigir coroas alongadas após cirurgia periodontal ou de implantes

Ilusão de encurtamento

Modificação do contorno dos dentes

- Ajustar a inclinação incisal para a língua
- Enfatizar e deslocar a convexidade cervical coronalmente
- Diminuir o comprimento da proeminência central
- Achatar o 1/3 médio para alargar a superfície de reflexão da luz
- Realçar a textura e o brilho com linhas horizontais e sulcos

Alteração da cor dos dentes

- Escurecer o 1/3 da gengiva
- Diminuir a coloração interproximal

Aplicações

- Assimetria dos incisivos superiores
- Pônticos longos
- Para controlar as proporções dos dentes
- Para corrigir coroas clínicas alongadas após cirurgia periodontal ou de implantes

Ilusão de alongamento

Modificação do contorno dos dentes

* Aplanar e deslocar a convexidade cervical apicalmente
* Achatar a superfície labial gengiva-incisivamente
* Aumentar o comprimento da proeminência central
* Superfície labial redonda mesiodistalmente
* Realçar a textura e o brilho com linhas verticais e sulcos

Alteração da cor dos dentes

* Clarear 1/3 da gengiva

* Aumentar a coloração interproximal

Aplicações

* Assimetria dos incisivos superiores
* Para corrigir um incisivo central maxilar curto que não pode ser alongado
cirurgicamente

D)   Alteração da perceção do dente através de alterações no(s) dente(s) adjacente(s)

Características básicas e gerais do esmalte dentário (Yamamoto et all)

* Apresenta uma superfície muito fina
* Apresenta uma translucidez suave e luminosa
* Apresenta uma cor azulada luminosa
* Apresenta gradações finas de tonalidade
* Dependendo do ângulo e do ponto de vista, apresenta um brilho alaranjado33[.35,36]

A CARACTERIZAÇÃO PODE SER FEITA COM BASE NO SEGUINTE

Características básicas dos dentes de pacientes "jovens".

* Aos 10 anos, o esmalte apresenta uma tonalidade quase branco leite, brilhante e translúcido a textura superficial do esmalte acentua-se, reflectindo assim a maior parte da luz e aparecendo mais branco e brilhante o esmalte dos - os dentes de pacientes jovens mostram geralmente um efeito claro e opalescente na região do bordo incisal, os lóbulos dentinários estão completamente cobertos por esmalte a dentina é mais clara com apenas ligeiras variações de cor os túbulos dentinários têm um diâmetro maior

Características básicas dos dentes de pacientes "adultos":

* Por volta dos 20 anos, o esmalte é menos branco, apresenta uma maior translucidez e o conteúdo azul e laranja da luz torna-se visível.
* Por volta dos 40 anos, as tonalidades azul e laranja e a maior translucidez tornam-se claramente visíveis.
* Estes dentes apresentam uma macro e microtextura reduzida da superfície do esmalte, reflectindo menos luz e aparentando ser mais escuros.

- A dentina é mais espessa e mais escura (saturada) do que a de pacientes jovens e pode ser exposta na região da borda incisal.
- Os túbulos dentinários têm um diâmetro mais pequeno do que na idade de 10 anos
- Por outro lado, a dentina é menos opaca do que nos dentes de pacientes jovens.

Características básicas dos dentes de pacientes "idosos":

- Por volta dos 70 anos, a translucidez do esmalte aumenta e há uma mudança na tonalidade de azulado para lilás e cinzento.
- A microtextura da superfície praticamente desaparece, enquanto a macrotextura fica consideravelmente reduzida, fazendo com que os dentes reflictam menos luz e pareçam mais escuros do que aos 40 anos.

- Nos bordos incisais, a estrutura de dentina subjacente aparece como uma parede plana.
- Os lóbulos individuais são dificilmente reconhecíveis e apenas restam ligeiras depressões.
- Muitos dos túbulos dentinários estão obliterados devido à esclerose dentária.
- A dentina é relativamente mais escura e menos opaca do que nos dentes de pacientes jovens e adultos.

ANATOMIA E BIOLOGIA DOS TECIDOS MOLES PERI-IMPLANTARES

- Os dentes são únicos, pois são as únicas estruturas do corpo que penetram num revestimento ou epitélio de cobertura. À semelhança dos dentes, os implantes dentários também são exemplos de estruturas que perfuram o tegumento. Embora a ancoragem adequada do implante no osso seja o pré-requisito para a estabilidade do implante, a retenção a longo prazo de um implante parece depender da fixação adequada do tecido epitelial e conjuntivo à superfície de titânio.
- É necessária uma compreensão da anatomia e biologia periodontal e peri-implantar para gerir com êxito os tecidos moles durante a terapia com implantes. As semelhanças entre os tecidos moles periodontais e peri-implantares fornecem as bases anatómicas e biológicas para a aplicação da técnica básica do retalho periodontal e da cirurgia periodontal reconstrutiva na terapia com implantes, enquanto as diferenças revelam as limitações que podem ser esperadas quando são utilizadas várias técnicas cirúrgicas periodontais durante a terapia com implantes.
- Munido destes conhecimentos, o médico pode formular um plano de tratamento dos tecidos moles que inclua procedimentos de gestão adequados para assegurar um ambiente saudável dos tecidos moles peri-implantares e a reconstrução bem sucedida de tecidos moles de aspeto natural, a partir dos quais pode surgir uma restauração estética do implante.
- Se é verdade que a forma segue a função, como a natureza frequentemente demonstra, então não deve ser surpresa que os tecidos moles peri-implantares e periodontais sejam notavelmente semelhantes.
- Os estudos confirmaram a capacidade do corpo para organizar os tecidos moles, com

base na necessidade funcional de selagem transmucosa e estabilidade partilhada por um dente natural e um implante dentário.

• Para saber mais precisamente sobre a arquitetura dos tecidos peri-implantares, é imperativo ter uma compreensão da anatomia dos tecidos moles periodontais1 [,35,37]

Anatomia dos tecidos moles periodontais

• O periodonto consiste no tecido de revestimento e suporte do dente. Está dividido em duas partes: a gengiva, cuja principal função é proteger o tecido subjacente, e o aparelho de inserção, constituído pelo ligamento periodontal, o cemento e o osso alveolar. A gengiva e o ligamento periodontal juntos formam os tecidos de revestimento e o cemento e o osso alveolar formam os tecidos de suporte.

• A gengiva é a parte da mucosa oral que cobre o processo alveolar dos maxilares e rodeia o colo dos dentes.

• A gengiva é dividida anatomicamente em gengiva marginal, anexa e interdental.

Gengiva marginal: A gengiva marginal ou não fixada é o terminal ou borda da gengiva que circunda os dentes em forma de colarinho. Em cerca de 50% dos casos, é demarcada da gengiva anexa adjacente por depressões lineares pouco profundas, o sulco gengival livre. Normalmente

com cerca de 1 mm de largura, forma a parede de tecido mole do sulco gengival; pode ser separado da superfície do dente pela sonda periodontal. (Fig. 7)

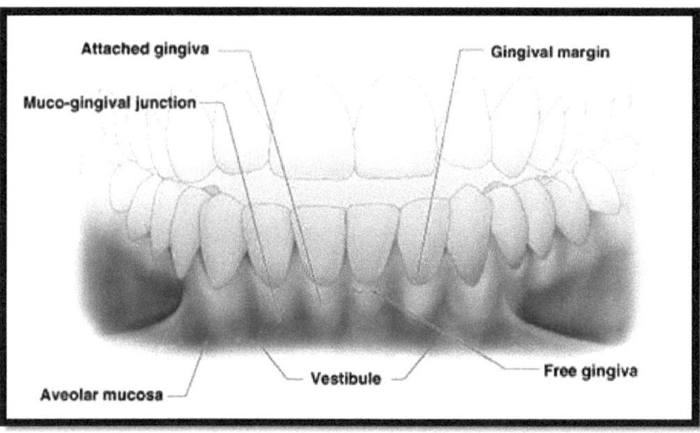

(Fig. 7)

Sulco gengival: O sulco gengival é a fenda ou espaço pouco profundo à volta do dente, delimitado pela superfície do dente de um lado e pelo epitélio que reveste a margem livre da gengiva do outro. É uma estrutura em forma de V que mal permite a entrada da sonda periodontal. Em condições absolutamente ideais, a profundidade do sulco gengival é de cerca de 0. Na gengiva clinicamente saudável, a profundidade de sondagem é de 2 a 3 mm.

Gengiva anexa: A gengiva anexa é contínua com a gengiva marginal. É firme, resiliente e firmemente ligada ao periósteo subjacente. O aspeto facial da gengiva anexa estende-se até à mucosa alveolar relativamente solta e móvel, da qual é demarcada pela junção mucogengival. A largura da gengiva aderente é outro parâmetro clínico importante; é a distância entre a junção mucogengival e a projeção na superfície externa do fundo do sulco gengival ou bolsa periodontal. Uma vez que a junção mucogengival permanece estacionária ao longo da vida, a mudança na largura é causada pela alteração na extremidade coronal da gengiva anexa.

Gengiva interdental: A gengiva interdental ocupa o espaço gengival que é o espaço interproximal por baixo da área de contacto com o dente. Pode ser piramidal ou em forma de "col". No primeiro caso, a ponta da papila está localizada abaixo do ponto de contacto; no segundo caso, apresenta uma depressão semelhante a um vale que liga uma papila facial e uma papila lingual e se adapta à forma do contacto interproximal.

Tecido conjuntivo gengival: O tecido conjuntivo da gengiva é conhecido como

lâmina própria e consiste em duas camadas

1)   Camada papilar: subjacente ao epitélio, constituída por projecções papilares entre as rete pegs epiteliais.

2)   Camada reticular: contígua ao periósteo do osso alveolar.

O tecido conjuntivo tem um compartimento celular e extracelular composto por fibras e substância fundamental.

FIBRAS GENGIVAIS:

●   Acima da crista alveolar, os feixes de fibras gengivais proporcionam fixação adicional para fixar o dente no alvéolo, servindo também para imobilizar o tecido gengival em relação à porção supra-alveolar do cemento radicular. Cada feixe de fibras gengivais tem uma orientação funcional e é identificado de acordo com a sua inserção e o trajeto distinto que segue através do tecido. (Fig. 8)

●   *Grupo circular:* Estes percorrem o tecido conjuntivo da gengiva marginal e interdental e circundam o dente de forma anelar.

●   *Grupo transeptal:* Localizadas interproximalmente, formam os feixes horizontais que se estendem entre o cemento dos dentes aproximados nos quais estão inseridas. As fibras transeptais contribuem significativamente para a estabilidade de cada dente na arcada.

●   Page e colaboradores descreveram um grupo de fibras semicirculares que se fixam numa superfície proximal do dente, abaixo da JCE, contornam a margem facial ou lingual do dente e fixam-se na superfície proximal do mesmo dente.

●   Além de fixar o dente no alvéolo, essas fibras desempenham um papel importante na imobilização do tecido gengival que envolve o dente. Essa imobilidade tecidual, juntamente com a resistência aos desafios bacterianos e mecânicos, contribui para a manutenção do selamento per-mucoso.

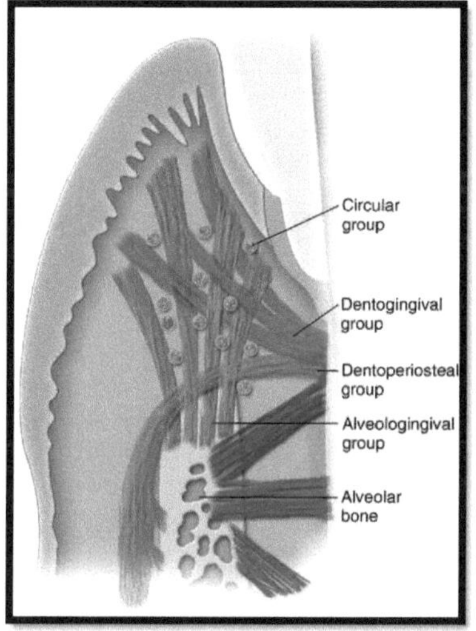

(Fig. 8)

ANATOMIA DOS TECIDOS MOLES PERI-IMPLANTARES

Berglundh etal (1991) compararam a mucosa peri-implantar clinicamente saudável e a gengiva marginal livre no que respeita à estrutura e composição. A análise histológica revelou que cada uma das unidades de tecido mole tinha um epitélio oral queratinizado e um epitélio juncional com um comprimento de aproximadamente 2 mm, a altura do tecido conjuntivo supra-crestal gengival era de cerca de 1mm, e como o implante não tem cemento radicular, os feixes de fibras de colagénio na mucosa peri-implantar correm principalmente paralelos à superfície do implante e têm origem na superfície óssea.

Em geral, as semelhanças entre os tecidos moles periodontais e peri-implantares limitam-se à forma e função da estrutura epitelial análoga. Os epitélios orais, sulculares e juncionais nos tecidos moles peri-implantares são quase idênticos, em termos de forma e função, aos seus homólogos periodontais. No entanto, os epitélios orais e sulculares periodontais e peri-implantares são fornecidos por um plexo vascular rico, ao passo que os epitélios que rodeiam o implante, ou seja, o epitélio juncional, não recebem fornecimento vascular derivado dos vasos do ligamento periodontal.

As outras diferenças importantes entre os dois tecidos que um cirurgião de implantes deve conhecer são:

1)   Os tecidos que ancoram o implante no alvéolo não têm cemento nem ligamento periodontal, em vez disso o implante está diretamente ligado ao osso abaixo da crista.

2)   Embora exista uma zona de tecido conjuntivo supra-alveolar em redor do implante emergente, não existem fibras gengivais análogas às dos dentes naturais.

3)   A imobilidade do tecido peri-implantar ligado deve-se à união de feixes de fibras de tecido conjuntivo que vão desde a crista até à gengiva livre e de feixes circulares de fibras de tecido conjuntivo circunferencialmente à volta do implante.

4)   O tecido conjuntivo imediatamente adjacente ao implante é relativamente acelular e avascular em comparação com o tecido periodontal análogo. Em vez disso, o tecido conjuntivo denso é histologicamente semelhante ao tecido cicatricial, rico em colagénio e pobre em elementos celulares.

A diferença no tecido conjuntivo peri-implantar torna o implante mais suscetível do que o dente natural a desafios mecânicos e bacterianos. Quando a estética tem de ser considerada, as diferenças na orientação, composição e circulação do tecido conjuntivo peri-implantar podem limitar as oportunidades para a arquitetura dos tecidos moles circundantes, com técnicas de cicatrização de tecidos moles com guia protético.

TECIDO MOLE PERI-IMPLANTAR LIGADO

•   Vários autores apresentaram os fundamentos sólidos para a presença de tecido aderente à volta das restaurações de implantes. Em geral, estes fundamentos baseiam-se na compreensão da vulnerabilidade do selamento dos tecidos moles peri-implantares e dos cuidados críticos de higiene oral, para garantir o sucesso a longo prazo da terapia com implantes. Os tecidos moles peri-implantares aderentes proporcionam ao médico um ambiente protético favorável, que não só permite procedimentos protéticos precisos, mas também a manutenção da higiene oral (Fig. 9).

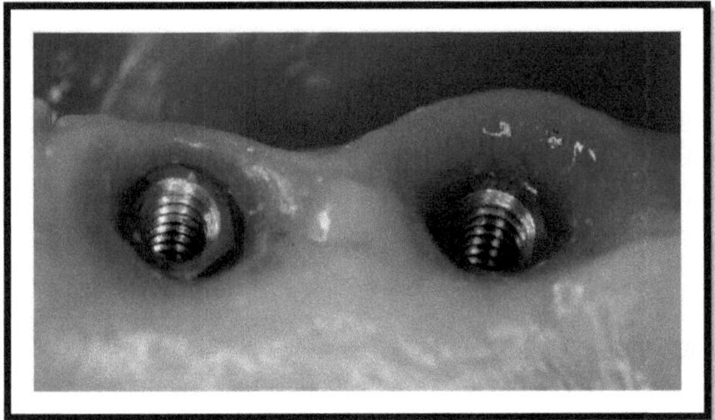

(Fig. 9)

•   Os tecidos aderentes resistem à recessão, mantêm níveis previsíveis ao longo do tempo e melhoram a combinação estética. Além disso, os tecidos com contornos adequados criam um ambiente de limpeza suave, minimizando a acumulação de alimentos.

•   Sempre que um implante é colocado numa área de preocupação estética, existe um certo risco biológico. A compreensão dos conceitos englobados pelo termo "largura biológica" permite ao médico calcular o risco para uma situação específica. Na medicina dentária estética, o objetivo é proporcionar uma excelente estética e saúde e estabilidade dos tecidos moles peri-implantares com pouca ou nenhuma perda ou remodelação da crista óssea. Isto só pode ocorrer quando o requisito de largura biológica de um determinado local é correspondido exatamente com um implante do diâmetro adequado colocado à profundidade e angulações ideais para manter a anatomia óssea tridimensional recortada e a espessura da cobertura de tecido mole sobrejacente.

AVALIAÇÃO SISTEMÁTICA DE PACIENTES COM IMPLANTES ESTÉTICOS

Na sua essência, a estética do sorriso inclui a compreensão da forma como as características faciais, a atividade muscular e a relação entre a dentição visível e o tecido gengival se combinam para criar a aparência única do sorriso de um indivíduo. Embora o sorriso de cada pessoa seja único, existem elementos comuns que se combinam para formar um sorriso que é esteticamente agradável. Do mesmo modo, existem elementos identificáveis que prejudicam o aspeto estético de um sorriso. O cirurgião de implantes deve estar familiarizado tanto com os elementos que melhoram como com os que prejudicam a estética.

Quando uma terapia com implantes é contemplada numa área de preocupação estética, a avaliação pré-tratamento efectuada pelo cirurgião deve incluir uma avaliação periodontal funcional e estética completa. Concentrar a atenção apenas na área da restauração com implantes planeada resulta frequentemente num comprometimento estético que poderia ter sido evitado. Embora seja importante para o cirurgião poder quantificar a estética dento-periodontal, é fundamental que quaisquer potenciais deficiências dentárias e periodontais existentes sejam identificadas antes da terapia com implantes1[,32,33,42,43]

Simetria facial e dentária

O exame dentofacial e dento-periosteal funcional e estético começa com uma avaliação da simetria facial. O cirurgião deve iniciar a avaliação da simetria facial e dentária determinando a posição da linha média facial. Na maioria dos casos, esta determinação é efectuada em relação à linha interpupilar, a linha média facial, que forma uma perpendicular à linha interpupilar e está localizada no ponto médio entre a pupila do doente com o olhar para a frente.

A simetria dentária também é avaliada em relação à linha média facial.

Linha do lábio superior: A forma do lábio superior e a sua relação com as estruturas dento-periosteais subjacentes são as considerações mais importantes quando se avalia a estética dentária.

Linha do lábio inferior: A tonicidade e o controlo do lábio inferior podem afetar a visibilidade dos dentes anteriores. Para além disso, a relação do lábio inferior com as dentições anteriores maxilares ajuda a avaliar a curvatura e a orientação do plano incisal.

Plano Incisal: O cirurgião deve compreender que a morfologia estética do plano incisal envolve mais do que a orientação.

Plano gengival e contorno gengival: O plano gengival deve ser paralelo ao nível da linha interpupilar; para além disso, deve ser paralelo ao plano incisal.

Biótipo periodontal: O biótipo periodontal do paciente é um dos factores mais importantes na determinação do resultado da terapia estética com implantes. Dois biótipos periodontais distintos foram descritos por Olssson e Lindhe: são eles

- Periodonto fino e recortado
- Periodonto plano e espesso

Periodonto fino e recortado:

• Apresenta uma arquitetura positiva pronunciada com uma delicada cortina de tecido mole friável. O tecido mole aderente é mínimo e a deiscência óssea e as fenestrações são defeitos que caracterizam a estrutura óssea subjacente.

• Este tipo periodontal tem sido associado a uma morfologia dentária específica através de coroas anatómicas triangulares com pequenos contactos interdentários no terço incisal. As coroas clínicas ou são planas na área cervical ou emergem com convexidades subtis. A resposta deste tipo de periodonto às intervenções de tratamento é a recessão dos tecidos moles, a migração apical da inserção e a perda do osso alveolar subjacente. Além disso, a fina lâmina bucal maxilar subjacente à cortina de tecido mole friável está predisposta à formação de defeitos secundários à remodelação e reabsorção do osso após a remoção do dente ou preparação da osteotomia e colocação do implante

Periodonto plano e espesso:

• Um tecido mole relativamente plano e uma arquitetura óssea caracterizam este biótipo. A cortina de tecido mole é densa, fibrótica e existe uma abundância de tecido mole aderente. A forma óssea subjacente é composta por osso denso e espesso.

• Neste tipo, os dentes estão associados a formas anatómicas quadradas com convexidades bulbosas no terço cervical. O ponto de contacto e a zona de ligação são grandes e muitas vezes estendem-se até à área do 1/3 cervical, pelo que as papilas interdentárias são curtas. Quando comparado com este tipo, existe uma disparidade significativamente menor entre os níveis vestibular, marginal e interproximal

AVALIAÇÕES DAS LIMITAÇÕES ANATÓMICAS

Deficiência vertical do maxilar: (Fig. 34)

A situação acima descrita apresenta um resultado estético e funcional comprometido. As características normalmente presentes nestes doentes são o lábio superior curto (a norma clínica para o comprimento do lábio superior no homem é de 22 mm e na mulher de 20 mm), mas nestes casos existe uma discrepância de cerca de 2 mm, juntamente com a profundidade vestibular deficiente, a aproximação do pavimento nasal e da abertura piriforme às raízes do incisivo lateral e do canino.

Em doentes com estas características anatómicas, existe uma predisposição para a migração apical dos tecidos moles após a colocação do implante. A proximidade da espinha nasal anterior e do pavimento nasal limita significativamente a capacidade do cirurgião de obter uma adaptação passiva do retalho. A gestão cirúrgica inclui um desenho de retalho curvilíneo de base larga exagerado com incisões biseladas. É também necessário elevar cuidadosamente o periósteo da abertura piriforme que entra no pavimento nasal. As incisões de libertação do periósteo são, por vezes, efectuadas na confluência do rebordo alveolar e do periósteo do pavimento nasal para obter uma adaptação sem tensão dos retalhos à volta do encerramento da ferida. A elevação do periósteo nessas áreas melhora a elasticidade geral do retalho e, posteriormente, a vestibuloplastia localizada é frequentemente indicada para restaurar a profundidade vestibular adequada1[,3,37].

Comprometimento da altura ou largura óssea de dentições adjacentes:

• A perda de altura ou largura do osso interdentário entre um dente e um implante representa outra limitação anatómica que pode limitar o desenvolvimento vertical de tecidos duros ou moles da restauração de implantes adjacentes.

• Estas limitações resultam no embotamento ou na ausência de papilas interdentais. Na maioria destes casos, pode ser efectuada uma compensação protética através do encerramento da abertura gengival, mas isto pode resultar numa higiene oral comprometida.

• Tarnow e colaboradores correlacionaram a perda de tecido mole interdentário com a distância em altura entre a base do contacto e a crista óssea interdentária. Verificaram que quando a dimensão era de 5 mm ou menos, as papilas interdentárias preenchiam a fenda gengival em100% das vezes. Mas quando a distância é de 6 ou 7 mm, a probabilidade de as papilas preencherem o espaço é de 56% e 27% das vezes, respetivamente.

• Para além disso, a largura do osso interdentário nos dentes adjacentes parece ser tão crítica como a altura na determinação do resultado estético final. Quando a crista óssea interdentária entre um dente natural e um local de implante tem menos de 2 mm de largura, existe um risco estético. E quando o corpo de um implante invade a área da crista, perde-se a altura do osso interdentário, comprometendo assim a osteointegração e o prognóstico periodontal do dente adjacente.

• Ao avaliar um local parcialmente desdentado para tecidos duros e moles, a altura e a largura do osso da crista são os principais critérios a considerar. Verifica-se que o resultado do volume do desenvolvimento do local de tecido duro imediatamente adjacente a um dente natural é mais previsível quando a largura do osso no dente natural adjacente é de 2 mm ou superior

Recessão do tecido marginal:

• A avaliação da recessão do tecido marginal é um passo importante na avaliação pré-tratamento. O cirurgião deve determinar a causa do defeito de recessão localizado e, quando se determina que a recessão é progressiva, devem ser incluídas no plano terapêutico do paciente medidas para corrigir a situação.

• Posteriormente, Miller propôs uma classificação alargada da recessão dos tecidos marginais que não só descrevia a morfologia dos defeitos de recessão, mas também correlacionava a morfologia com a capacidade de obter uma cobertura radicular completa ou parcial.

• A classificação de Miller também tem em conta a relação dos defeitos de recessão com a junção mucogengival, o grau de perda de tecido duro e mole interdentário e a proeminência do dente na arcada.

Classificação de Miller (Fig. 10)

➢ Classe I: A recessão do tecido marginal não se estende à junção mucogengival e não há perda de osso interdentário ou de tecido mole. É possível prever um recobrimento radicular de 100%.

➢ Classe II: A recessão do tecido marginal estende-se até ou para além da junção mucogengival e não há perda de osso interdentário ou de tecido mole. É possível prever um recobrimento radicular de 100%.

➢ Classe III: A recessão do tecido marginal estende-se até ou para além da junção mucogengival com perda de osso interdentário ou tecido mole. O mau posicionamento do dente impede o recobrimento radicular a 100%. É possível prever um recobrimento radicular parcial.

➢ Classe IV: A recessão do tecido marginal estende-se até ou para além da junção mucogengival com perda de osso interdentário ou tecido mole e o mau posicionamento do dente é suficientemente grave para impossibilitar a tentativa de recobrimento radicular37[,38].

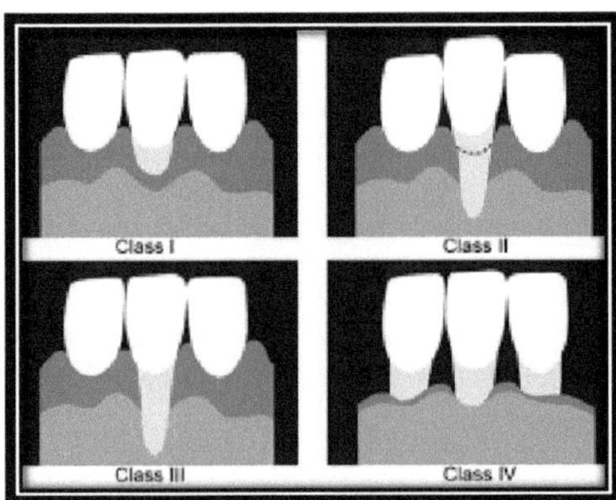

(Fig. 10)

Classificação dos defeitos do rebordo alveolar na terapia estética com [implantes1]

- Avaliar os defeitos do rebordo alveolar e determinar se devem ser reconstruídos de forma faseada é um critério importante frequentemente enfrentado pelo cirurgião de implantes.

- Com base na avaliação pré-cirúrgica, os defeitos do rebordo são classificados principalmente de acordo com o volume (grande ou pequeno) e a natureza (duro, mole ou combinado).

- Juntamente com isto, a morfologia do defeito (vertical ou horizontal), permite a formação de um algoritmo útil para orientar o cirurgião de implantes na seleção e sequenciação dos procedimentos reconstrutivos.

- Uma vez classificado o defeito, este é correlacionado com as modalidades de tratamento adequadas.

Defeito de tecido duro de grande volume:

- Este defeito impede a colocação ideal de implantes 3-D. Para a reconstrução destes, recomenda-se a utilização de enxerto autógeno em bloco cortico-caneloso em combinação com enxerto de partículas.

- Quando o defeito acima referido é horizontal, sem perda de altura óssea vertical, é possível prever uma restauração completa? Mas com perda óssea vertical, a reconstrução completa é limitada. O fator limitante em tais defeitos em pacientes edêntulos é a capacidade de expandir e suspender a cobertura de tecido mole para acomodar um volume vertical suficiente de enxerto ósseo e minimizar a reabsorção subsequente do enxerto.

52

- No caso de indivíduos parcialmente edêntulos, as considerações relativas aos tecidos moles, juntamente com a espessura do nível coronal e o volume de osso interdentário remanescente na dentição natural adjacente, determinam o limite do aumento ósseo vertical. Deve esperar-se uma limitação adicional quando a perda óssea se estende à superfície da raiz da dentição natural, uma vez que a superfície da raiz é avascular e pode contribuir para a sobrevivência do enxerto através do fenómeno de ponte

Defeito de tecido duro de pequeno volume:

- Este defeito não afecta a colocação do implante 3D ou a estabilidade primária, permitindo assim a reconstrução simultânea no momento da colocação do implante, exceto quando estes defeitos envolvem a crista alveolar. Nestes casos, a abordagem deve ser efectuada de forma faseada.
- O protocolo de tratamento para este tipo de defeito requer o enxerto de tecido mole para compensar a contração do tecido mole que ocorre como resultado dos procedimentos iniciais de regeneração óssea guiada.

Defeito de tecido mole de grande volume:

- Este defeito impede o desenvolvimento de um ambiente peri-implantar estável ou proporciona uma cobertura de tecido mole inadequada para procedimentos bem sucedidos de desenvolvimento do local do tecido duro. Para além disso, impede o aparecimento de uma restauração de implante em harmonia com a dentição adjacente.
- Em áreas não estéticas, estes defeitos são corrigidos no momento da exposição do implante, utilizando enxertos epitelizados da mucosa palatina. Nas áreas estéticas, são normalmente necessários um ou mais enxertos de tecido conjuntivo subepitelial, no momento da colocação do implante ou antes, dependendo da qualidade do tecido mole pré-existente no local.

Defeito de tecido mole de pequeno volume:

- Estes defeitos resultam num volume de tecido aderente à volta de uma restauração de implante que é inferior ao ideal para uma estabilidade previsível a longo prazo ou para uma emergência estética. Estes defeitos também podem resultar da contração dos tecidos moles após procedimentos cirúrgicos ou de restauração normalmente realizados na terapia estética com implantes.

- Os defeitos são mais frequentemente tratados com enxerto de tecido conjuntivo subepitelial fixado em locais receptores de bolsas fechadas ou em conjunto com retalho reposicionado coronalmente:

- Estes são os defeitos mais comuns encontrados no local do implante. São um desafio, uma vez que impedem o posicionamento ideal do implante, limitam a capacidade de obter um ambiente estável de tecido mole peri-implantar e de obter uma arquitetura estética positiva do tecido mole.

- O cirurgião deve avaliar a qualidade e a quantidade de tecido mole existente, avaliando a largura do tecido aderente e a profundidade vestibular. Além disso, se os tecidos moles forem extremamente finos ou inelásticos, recomenda-se vivamente o enxerto de tecidos moles antes do enxerto ósseo. Nestes casos, a realização de um enxerto de tecido mole como primeiro passo melhora tanto o volume de cobertura de tecido mole para o enxerto ósseo como a cicatrização previsível no local do enxerto ósseo. Por outro lado, quando a largura do tecido queratinizado e a profundidade vestibular são adequadas, o enxerto ósseo pode ser efectuado primeiro, seguido do enxerto de tecido mole.

•	Em todos os casos, a utilização de um enxerto de bloco cortico-caneloso, juntamente com um enxerto da mucosa palatina e um enxerto de tecido conjuntivo subepitelial, é suficiente para obter um resultado estético previsível

GESTÃO DOS TECIDOS MOLES PERI-IMPLANTARES

**1)	Designs de retalhos na terapia de implantes**: Um desenho adequado do retalho é um pré-requisito para o sucesso de qualquer procedimento cirúrgico. As directrizes para a conceção de um retalho mucoperiosteal utilizado na terapia com implantes são as seguintes:

-	Preservar o fornecimento de sangue

-	Preservar a topografia do rebordo alveolar e da prega muco-bucal

-	Facilitar a identificação de estruturas anatómicas importantes

-	Proporcionar um acesso amplo para a instrumentação de implantes e a utilização de guias cirúrgicos

-	Proporcionar acesso para a recolha de ossos locais

-	Proporcionar um fecho afastado dos locais de colocação de implantes ou de aumento de tecidos

-	Minimizar a contaminação microbiana

-	Facilitar o fecho circunferencial em torno da estrutura peri-mucosa do implante

•	As duas conceções básicas de retalho tradicionalmente defendidas para utilização na terapia com implantes distinguem-se pela localização da incisão de acesso horizontal. Os dois modelos são o **Vestibular e o Crestal** [1,39]

***Retalho Vestibular*:** Obtém-se um elevado grau de sucesso quando utilizado para o aumento localizado do rebordo na mandíbula, mas é de difícil execução, uma vez que requer uma grande quantidade de descolamento periosteal, interfere com a utilização do gabarito cirúrgico e altera a topografia do rebordo (Fig. 11)

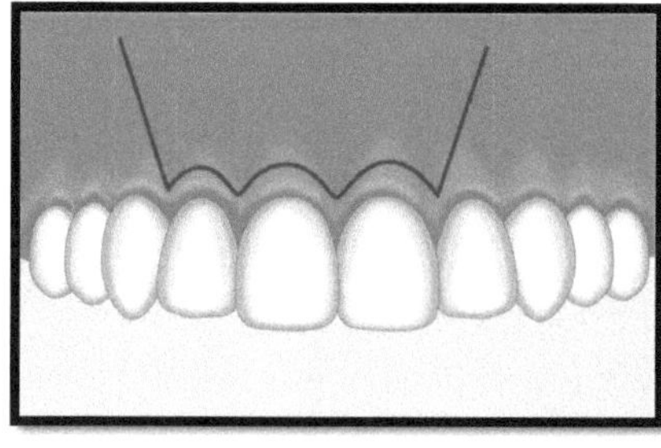

(Fig. 11)

Retalho Crestal: Proporciona uma abordagem prática e eficaz, uma vez que é facilmente modificado para se adequar a cirurgias de implantes submersos e não submersos. (Fig. 12)

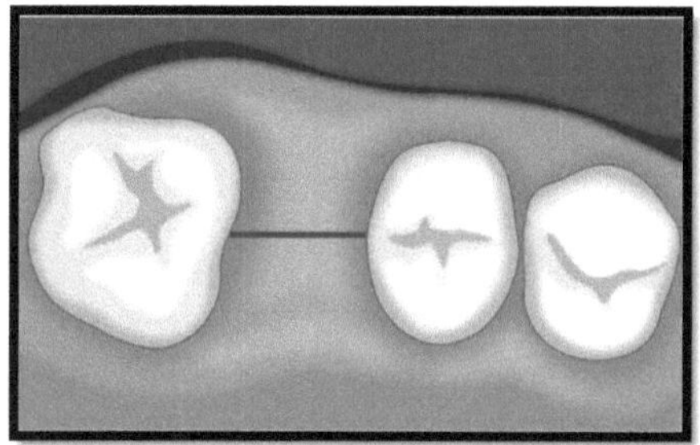

(Fig. 12)

2)   Considerações sobre a gestão das abas:

Para obter um ambiente saudável dos tecidos moles peri-implantares, é necessária uma adaptação circunferencial dos tecidos aderentes à volta da estrutura peri-mucosa do implante. Por conseguinte, o retalho é concebido de forma a que uma faixa adequada de tecido aderente de boa qualidade rodeie o implante.

Gestão do retalho para colocação de implantes submersos:

Aquando da colocação de um implante submerso, o retalho bucal deve ser concebido de forma a preservar o fornecimento de sangue e a topografia do rebordo e da prega muco-bucal. A incisão peri-crestal é biselada para lingual ou palatal em relação ao rebordo e a lâmina é angulada para entrar em contacto com o osso subjacente. Isto proporciona uma ampla acessibilidade para a instrumentação e também preserva a circulação periosteal e também facilita a fixação do tecido para ancorar o retalho bucal durante o encerramento. (Fig. 13)

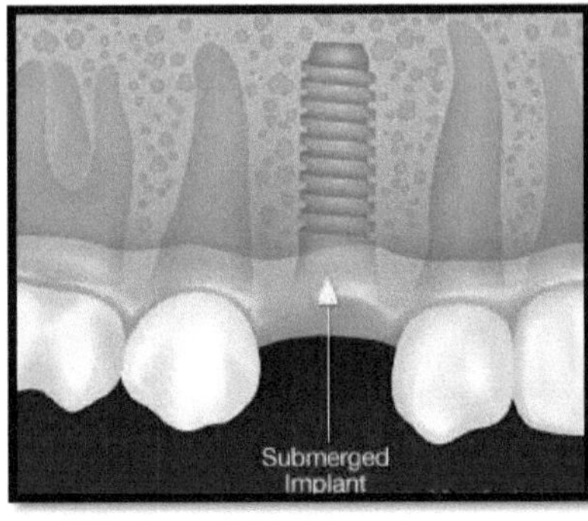

(Fig. 13)

Colocação de implantes não submersos:

A incisão peri-crestal é iniciada numa aposição que assegura a manutenção de uma dimensão apico-coronal de aproximadamente 3 mm de tecido lingual/palatino aderente. Em geral, a incisão será localizada perto da posição médio-crestal do que a incisão efectuada para a colocação do implante submerso. A lâmina é mantida de modo a criar um bisel vestibular. O bisel bucal ajuda na ligação do pilar e na colocação do implante, preservando o fornecimento de sangue periosteal, minimizando a necessidade de reflexão do retalho lingual ou palatino. Além disso, o bisel bucal maximiza a quantidade de tecido aderente refletido com o retalho bucal

3)   Manobras cirúrgicas para retalho bucal

Depois de o retalho ter sido delineado de forma a garantir um ambiente ótimo para os tecidos moles linguais, as manobras cirúrgicas que serão utilizadas para gerir o retalho bucal resultante são determinadas pela dimensão apico-coronal do tecido aderente que permanece na margem do retalho bucal. As manobras cirúrgicas podem ser efectuadas individualmente ou combinadas, uma vez que a largura do tecido aderente varia.

Regeneração da papila:

- Quando a largura do tecido gengival no retalho vestibular é de 4-5 mm, recomenda-se a regeneração da papila, tal como preconizado por Palacci. As manobras facilitam o fecho primário e a adaptação circunferencial à volta da estrutura do implante per-mucoso, mantendo uma faixa adequada de tecido aderente à volta das estruturas emergentes do implante.

- Esta cirurgia também envolve o contorno dos tecidos do retalho bucal. A mucosa aderente é retirada da parte superior do rebordo e movida na direção vestibular, mantendo aproximadamente 3 mm de tecido lingual aderente. Subsequentemente, é utilizada uma lâmina fina para dissecar o tecido e criar pedículos no retalho, que são rodados passivamente para preencher os espaços dos implantes. Os tecidos são depois suturados evitando a tensão dentro dos pedículos.

- A regeneração da papila facilita a adaptação circunferencial com menos ressecção de tecido do que na manobra de contorno ressectivo, uma vez que o pedículo de tecido mole resultante é utilizado para obter cobertura de tecido mole e fecho primário nas [áreas] inter-

56

implantares41.

Avanço do retalho [lateral1]

Quando a largura do tecido gengival remanescente no retalho vestibular é de 3-4 mm, o avanço lateral do retalho é utilizado para facilitar o encerramento primário e a adaptação circunferencial é aconselhada.

Esta manobra é especialmente indicada para casos de implantes completamente edêntulos ou parcialmente edêntulos posteriores. Esta manobra exige que o retalho seja concebido para se estender para além das áreas de colocação do implante, de modo a incluir os tecidos aderentes presentes nas áreas edêntulas adjacentes

DESIGN DE RETALHO DIFERENTE PARA TERAPIA ESTÉTICA COM IMPLANTES

Em áreas de preocupação estética, existem 3 abordagens distintas para a gestão discreta de tecidos moles

-       uma aba curvilínea exagerada e biselada

-       uma aba de península em forma de U

-       um furador de tecidos

Cada uma destas abordagens tem indicações particulares e é adequada para a gestão de tecidos moles em redor de implantes submersos e não submersos colocados em áreas estéticas1[,34,37].

PRESERVAÇÃO DE TECIDOS MOLES E DUROS

Importância da preservação do sítio:

•   Na sua forma mais simples, a preservação do local envolve a utilização de técnicas cirúrgicas e protéticas para preservar tanto o volume como a arquitetura dos tecidos duros e moles no local do implante. Uma atenção cuidadosa à preservação do local na altura da remoção do dente reduz ou elimina frequentemente a necessidade de procedimentos subsequentes de desenvolvimento do local.

•   Além disso, e de maior importância, o facto de não se ter preservado o local aquando da remoção do dente aumenta a complexidade para muitas dobras, uma vez que há um colapso do tecido mole no defeito ósseo. A contração subsequente do envelope de tecido mole reconstruído e a perda de elasticidade da cobertura de tecido mole necessitam frequentemente de procedimentos adicionais de enxerto de tecido mole para fornecer cobertura para a reconstrução de tecido duro que será necessária para criar a anatomia natural do rebordo alveolar no local.

•   Por fim, a utilização da técnica de preservação do local é especialmente importante para os pacientes com biótipo periodontal fino e recortado, devido à sua predisposição para a contração dos tecidos moles e reabsorção óssea alveolar concomitante.

Colapso do rebordo alveolar após a remoção do dente

• A cicatrização de um alvéolo de extração é normalmente sem intercorrências, mas, eventualmente, ocorre apenas um preenchimento ósseo parcial do alvéolo. Verifica-se uma reabsorção gradual nas dimensões vestibulolingual e apico-coronal. Estudos demonstraram que ocorre uma perda óssea de 3-4 mm num período de 6 meses após a extração, particularmente na região anterior. Esta reabsorção leva a um compromisso estético

• A eventual contração está relacionada com o trauma da remoção do dente e com o ambiente em que ocorre a cicatrização natural. A retração precoce do coágulo e a acumulação de detritos orais no alvéolo podem limitar o potencial do alvéolo para exibir plenamente o seu potencial regenerativo.

Objectivos clínicos e justificação para a preservação do rebordo

• O objetivo principal é preservar o volume e a arquitetura dos tecidos duros e moles. É essencial manter um ambiente osteocondutor estável ou um suporte dentro de toda a área do alvéolo, bem como isolar este suporte do efeito deletério da cavidade oral durante a cicatrização. Também é necessário maximizar o fornecimento de células osteoprogenitoras e a sua capacidade de invadir a área ocupada pelo suporte osteocondutor. Em todas as áreas esteticamente importantes, a utilização de um retalho mucoperiosteal de grandes dimensões deve ser evitada para preservar a circulação e a anatomia natural dos tecidos moles.

• A justificação para a preservação do rebordo baseia-se no entendimento de que a reabsorção óssea pós-extração e o colapso dos tecidos moles podem ser reduzidos através de

➤ Minimizar o trauma nos tecidos circundantes durante a extração

➤ Preparação e enxerto de um alvéolo hemorrágico com um material osteocondutor ideal que é lentamente reabsorvido e substituído por osso vital.

➤ Técnica para isolar o local da cirurgia que evita a desfiguração estética normalmente associada ao avanço e fecho de um grande retalho sobre uma membrana.

➤ O protocolo de preservação protética inclui a utilização de restaurações provisórias imediatamente para suportar o tecido mole, especialmente o tecido gengival supra-crestal.

➤ A lógica da combinação do protocolo cirúrgico e protético depende muito mais da constituição genética, da saúde geral e do potencial regenerativo de um determinado local do que das propriedades do material de enxerto ósseo utilizado como suporte

AUMENTO DE TECIDOS MOLES NA TERAPIA COM IMPLANTES

o O tecido mole à volta do implante deve ser semelhante ao da dentição natural. Pode considerar-se que uma zona de tecido aderente com uma gengiva livre e profundidade sulcular é essencial para a estética e a manutenção subsequente.

o Apesar das muitas semelhanças entre os tecidos moles periodontais e os tecidos moles peri-implantares, estes não são idênticos. A falta de ligação ao tecido conjuntivo e as diferenças na composição, vascularização e orientação do tecido conjuntivo que rodeia o implante, torna-os mais susceptíveis a doenças. Assim, é imperativo que o aumento dos tecidos moles na terapia com implantes seja essencial para o sucesso estético e a longo prazo da prótese suportada por implantes1[,9,10].

Objectivos do enxerto de tecidos moles

a)		Criar um ambiente estável para os tecidos moles peri-implantares, proporcionando uma zona adequada de tecido fixo não móvel com uma adaptação íntima às estruturas emergentes do implante.

b)		Reconstrução discreta da arquitetura natural dos tecidos moles para permitir o aparecimento de restaurações de implantes harmoniosas.

Princípios de enxertos de tecidos moles

a)		Preparação do local de receção:

-		Vascularização adequada para suportar o enxerto.

-		Meios de imobilização rígida do enxerto.

-		Superfície uniforme para uma adaptação íntima do enxerto.

-		Obter a homeostase.

Para atingir o requisito acima, um retalho mucoperiosteal é elevado e, em seguida, a porção apical do retalho é dividida através de um corte no periósteo. Esta técnica minimiza a tensão e não compromete a sobrevivência do enxerto. A dissecção pode ser estendida lateralmente para permitir uma adaptação óptima da porção lateral do retalho aos locais [adjacentes15].

Gestão de tecidos de dadores

o		Colher um enxerto de tamanho adequado para tirar partido da circulação periférica.
o		Assegurar uma adaptação uniforme da superfície do enxerto no local recetor.
o		Assegurar uma espessura adequada para obter o aumento de volume pretendido.

Os sítios de dadores mais frequentemente utilizados são

o		Área palatina mesial ao 1º molar superior: aqui é levantado um retalho de espessura dividida e é colhido o tecido conjuntivo subjacente que cobre o osso
o		*As áreas do rebordo posterior*: é aplicada uma técnica em cunha. Nas áreas do rebordo, são feitas duas incisões em bisel na direção labial e palatina e o tecido localizado na parte superior do rebordo e lateralmente será utilizado como material de enxerto.
o		*Áreas da tuberosidade maxilar*: de acordo com a espessura do tecido no maxilar áreas de tuberosidade, é utilizada uma técnica de cunha ou gengivectomia para colher o enxerto. Normalmente, quando a espessura é maior, aplica-se a técnica da cunha. É também possível utilizar um enxerto colhido numa área de tuberosidade para recriar uma crista adequada correspondente a um dente.
o		Quando é necessário aumentar uma área extensa, podem ser utilizadas várias zonas dadoras em conjunto.

c)		**Preparação do enxerto**: o enxerto colhido deve ser colocado num local recetor para permitir a visualização do seu tamanho e posição adequados. Se necessário, o enxerto é aparado antes da colocação.

d)		**Colocação do enxerto**: de acordo com a necessidade de aumento (na direção vertical/ horizontal), o enxerto pode ser colocado e suturado na porção mais ou menos apical da superfície interna do retalho.

e) **Sutura do enxerto: a** estabilização óptima é essencial para obter um resultado adequado.

o   São utilizadas diferentes técnicas de sutura para fixar o enxerto no leito recetor. A espessura do enxerto também influencia, em certa medida, a cicatrização. Embora tenha sido observada uma maior percentagem de sucesso com retalhos de espessura fina e intermédia, a utilização de enxertos mais espessos produz excelentes resultados.

o   Quando se pretende a cobertura da raiz, a cobertura do pilar ou o aumento dos tecidos moles no local do implante, é preferível um enxerto com uma espessura superior a 1,25 mm.

RECONSTRUÇÃO GENGIVAL PROTÉTICA EM PRÓTESE SOBRE IMPLANTES

A perda de dentes anteriores maxilares resulta em reabsorção óssea na direção e inclinação das raízes, encurtando o rebordo e reduzindo o perímetro da arcada. Para compensar essa perda vertical do rebordo e da gengiva, o cirurgião normalmente coloca primeiro enxertos para ganhar altura essencial, na esperança de que isso recrie uma forma de papila satisfatória para a fase de restauração. O que os autores têm visto com mais frequência é uma arcada encurtada horizontalmente e uma altura restabelecida verticalmente, mas uma papila e uma estética gengival insatisfatórias. Este é o pior cenário para o ceramista. Normalmente, nessas situações, se o dentista restaurador e o ceramista optarem por uma prótese parcial convencional sem gengiva protética, os seguintes problemas são prováveis[44,45,46]

1.   Dentes mais estreitos causados pela redução da circunferência mesiodistal e do espaço da arcada.

2.   Dentes mais longos em direção ao aspeto apical que parecem alcançar a altura do rebordo ainda inadequada, mesmo após o aumento cirúrgico.

3.   Uma linha de sorriso invertida.

4.   Dentes rectangulares sem a anatomia correcta do dente natural devido a pontos de contacto mais longos e alargados na área interproximal. Esta falta de volume da papila requer muitas vezes que o ceramista crie estas áreas de contacto mais longas, num esforço para evitar os *"triângulos negros" interproximais*. (Fig. 14)

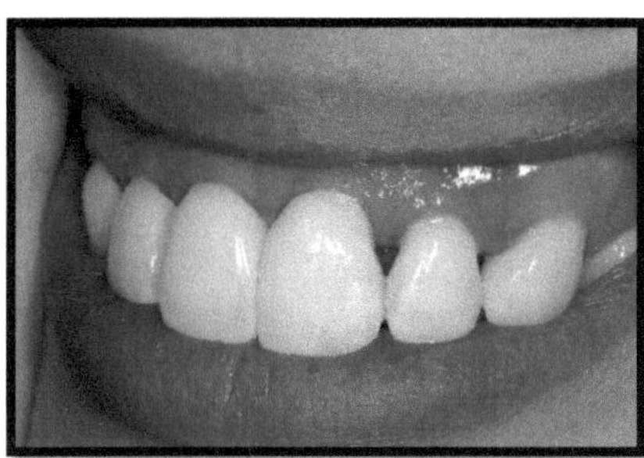

(Fig. 14)

Diagnóstico e plano de tratamento para a reconstrução gengival artificial

Primeira marcação

A primeira consulta deve incluir um exame clínico completo. Este deve incluir um exame clínico, impressões para modelos de estudo, registo da mordida, fotografias e registo das estruturas dentárias ("brancas") e gengivais ("cor-de-rosa") do paciente, com especial atenção às expectativas do paciente.

Enceramento de diagnóstico gengival dentário

O enceramento diagnóstico é fundamental para a equipa de reconstrução, pois ajuda a definir as indicações e limitações das técnicas cirúrgicas ou dos procedimentos protéticos. Além disso, tem várias outras funções:

(1)   fornece dados que são necessários para criar stents radiográficos e cirúrgicos precisos;

(2)   fornece uma matriz para o fabrico de uma restauração provisória;

o   O enceramento dentário-gengival deve procurar a posição ideal dos dentes, sem referência à posição atual do rebordo alveolar. Para este último, os princípios de colocação de dentes para próteses, tais como a distância ideal entre a papila incisiva e a superfície vestibular dos incisivos centrais (7 a 8 mm), são directrizes importantes a incorporar.

o   Ao analisar os modelos de estudo pré-operatórios e o enceramento, a quantidade de cera cor-de-rosa indicará claramente a quantidade de tecido que foi perdido nas três dimensões. Isto estabelecerá o prognóstico para as técnicas cirúrgicas que poderão ser necessárias para reconstituir a forma ideal do rebordo e da gengiva. Isto permite uma discussão mais realista com os cirurgiões envolvidos relativamente ao volume de osso e tecido necessário para um resultado bem sucedido. Erros de diagnóstico ocorrem num grande número de pacientes que não foram planeados para gengiva artificial, mas que acabam por ficar com este tipo de restauração (um "remendo" gengival protético), o que limita o resultado estético.

o   Se o planeamento for deficiente, podem ocorrer complicações mais tarde no processo de tratamento.

Tomografia computorizada e planeamento inicial

Devem ser efectuados exames de tomografia computorizada (TC). Com o stent radiográfico criado a partir do enceramento de diagnóstico, é possível avaliar, com software de simulação tridimensional (3D), as posições 3D dos implantes necessários e o número de implantes necessários.

As posições dos implantes na arcada, o número de implantes e a sua inclinação e profundidade são específicos para restaurações gengivais protéticas e podem ser determinados no ecrã do computador. Com o software de simulação em 3D, a equipa de implantologia pode planear as localizações dos implantes com precisão, de acordo com as posições ideais dos dentes e da gengiva mostradas no stent radiográfico.

O conceito de quadrante estético

A imagem no ecrã do computador apresentará o rebordo real do paciente, as posições ideais das coroas e o perfil ideal da gengiva artificial. Historicamente, estes stents focavam-se apenas no posicionamento da coroa e do implante. Os autores criaram o "plano do quadrante estético", que leva em consideração todos os quatro aspectos da restauração.

- ➤   A zona dos lábios
- ➤   O tecido duro e mole na zona cirúrgica do implante
- ➤   A zona estética visível
- ➤   A zona de restauração
- •   São traçadas linhas virtuais entre estas zonas para clarificar as posições protéticas

ideais dos tecidos duros e moles.

• A intersecção das linhas da crista real e da gengiva ideal dará uma localização aproximada de onde a restauração terminará apicalmente. Três milímetros acima deste ponto deve ser a cabeça do implante. A linha do lábio superior do doente quando sorri também deve ser marcada no stent radiográfico. A transferência destas informações para o ecrã também permitirá à equipa de implantologia planear o bordo da restauração de forma ideal em relação à linha do lábio, tendo em conta que a situação ideal é esconder este limite para além do perímetro labial.

• Em pacientes com linhas labiais muito altas (excesso maxilar vertical), isso nem sempre é possível, aumentando assim o desafio para o ceramista. A imagem no ecrã permitirá também uma melhor compreensão da necessidade de outros procedimentos como os enxertos ósseos e sobretudo a remodelação do rebordo. Os enxertos ósseos, nestas situações, são direccionados principalmente na horizontal, com redução óssea na vertical e remodelação gengival frequentemente necessária para aplanar a superfície da área recetora do rebordo. Isto irá proporcionar mais espaço para a gengiva artificial, ocultar os limites da restauração e permitir procedimentos de higiene eficientes.

• Esta combinação de enxertos e a profundidade correcta de colocação do implante pelo cirurgião deve permitir um perfil gengival artificial mais ideal, que não seja demasiado acentuado, evitando assim o aprisionamento de alimentos e a diminuição da mobilidade do lábio superior. O ângulo da gengiva artificial com o plano oclusal não deve exceder os 45 graus

Cirurgia para gengiva artificial

➢ A colocação do implante deve seguir rigorosamente o enceramento dentário-gengival e o stent cirúrgico. O stent cirúrgico guiará o eixo do implante e o stent dentário-gengival guiará a profundidade da colocação. De um ponto de vista cirúrgico, é preferível colocar os implantes mais profundamente no osso, com o objetivo de obter acesso ao parafuso lingual e o minúmero possível de pônticos (com base em princípios biomecânicos sólidos) em vez de múltiplos pilares adjacentes.

➢ Seguindo a mesma filosofia cirúrgica mencionada anteriormente, a largura do rebordo tem de ser restaurada mais horizontalmente e menos verticalmente. Em contraste com os objectivos clássicos da maioria dos cirurgiões de implantes, que tentam restabelecer o suporte vertical interproximal para a papila, a redução ou remodelação óssea é frequentemente necessária com gengiva artificial para criar um rebordo plano entre os implantes. Isto ajudará a criar uma relação estética e lavável entre o rebordo natural e o pôntico.

➢ Todos estes procedimentos são planeados e determinados com precisão com o software de simulação cirúrgica 3D

➢ Os enxertos que procuram estabelecer a base ideal para uma restauração gengival artificial devem ganhar volume principalmente na horizontal. Os aumentos verticais de volume prejudicam o resultado estético na maioria dos casos. Do ponto de vista estético, isto proporciona um maior grau de previsibilidade, uma vez que, na maioria das vezes, é a dimensão vertical que não pode ser previsivelmente recriada cirurgicamente na substituição convencional de dentes por implantes.

➢ Os factores psicológicos são muito relevantes para o presente tratamento. Como mencionado anteriormente, o paciente pode ter uma predisposição negativa em relação às gengivas artificiais. Isto faz com que a apresentação do caso seja o passo mais importante. A abordagem deve ser apoiada por informações técnicas, seguidas de exemplos visuais. Os autores normalmente orientam o paciente em relação à complexidade do caso, aos limites estéticos, às vantagens e desvantagens.

➢ As vantagens incluem menos procedimentos cirúrgicos, uma estética cor-de-rosa mais previsível e uma diminuição do tempo e dos custos do tratamento global. No entanto, os pacientes podem mostrar resistência às gengivas artificiais. Além disso, para desenvolver a gengiva artificial, tem de ser criada uma estrutura que unirá todos os pilares do implante, pelo que a utilização rotineira de fio dentário é impossível, sendo necessária uma higiene delicada em alguns pacientes.

PROCEDIMENTOS DE AUMENTO ÓSSEO

A progressão da doença periodontal resulta na perda de tecido duro. O rebordo alveolar defeituoso resultante apresenta um problema difícil para a colocação de implantes. Quando o volume ou o contorno do osso é inadequado, são necessários procedimentos de aumento ósseo para reconstruir o rebordo alveolar deficiente, permitindo assim uma ancoragem óssea adequada e a colocação em posição e alinhamento correctos.

CLASSIFICAÇÃO DAS CRISTAS DEFICIENTES

Em 1985, Lekhholm e Zarb apresentaram uma classificação do osso maxilar com base na forma e qualidade, para ser utilizada na análise da ancoragem de implantes.

Descreveram 5 grupos de formas de secções transversais mandibulares e maxilares:

a)   A maior parte do rebordo alveolar está presente

b)   Ocorreu uma reabsorção moderada

c)   Ocorreu uma reabsorção avançada de tal forma que apenas resta osso basal

d)   Começou alguma reabsorção do osso basal

e)   Leckholm e Zarb também descreveram 4 grupos

de qualidade óssea

1)   Quase todo o osso maxilar é composto por osso compacto homogéneo

2)   Uma camada espessa de osso cortical rodeia o osso trabecular denso

3)   Uma fina camada de osso cortical envolve um núcleo de osso trabecular denso

CLASSIFICAÇÃO ANTERIOR DA MAXILA

o   A utilização da classificação da forma geral da maxila anterior ajudará o médico a avaliar as condições anatómicas no tratamento com implantes na zona estética.

o   A classificação baseia-se na quantidade de perda vertical e horizontal de tecido mole, tecido duro ou ambos.

o   Divide-se em 4 classes de acordo com a dimensão horizontal e em 4 classes de acordo com a perda vertical.

Com base na perda vertical:

Classe I: papilas intactas ou ligeiramente

reduzidas Classe II: perda limitada das

papilas

Classe III: Perda acentuada das papilas

Classe IV: Ausência de papilas.

Com base na perda horizontal:

Classe A: Tecido bucal intacto ou ligeiramente

reduzido Classe B: Perda limitada de tecido bucal

Classe C: Perda grave de tecido bucal

Classe D: Perda extrema de tecido bucal, frequentemente em combinação com uma quantidade limitada de mucosa aderente.

No doente ocorrem diferentes combinações destas classes, pelo que cada doente deve ser considerado como único.

GESTÃO DAS DEFICIÊNCIAS DO REBORDO MAXILAR

A correção das deficiências do rebordo alveolar no maxilar pode ser separada em duas categorias devido às diferenças na anatomia, forças mastigatórias e padrões de reabsorção. Os procedimentos cirúrgicos para corrigir as deficiências ósseas devem ser personalizados para a região específica do maxilar.

MAXILA ANTERIOR

o   A deficiência óssea na maxila anterior requer uma abordagem e técnicas diferentes. A restauração na zona anterior requer frequentemente um aumento tanto na dimensão vertical como horizontal. No entanto, a crista alveolar nesta região não fornece uma cavidade natural para conter o enxerto particulado.

o   O bloco córtico-cancelo é mais frequentemente utilizado para enxertos na maxila anterior. As técnicas normalmente utilizadas são o enxerto de faceta, o enxerto onlay e o enxerto de sela.

o   Cada tipo de enxerto é utilizado para aumentar o rebordo em direcções diferentes, dependendo do tipo de defeito. Geralmente, os enxertos de facetas são utilizados para restaurar defeitos horizontais isolados e os enxertos onlay para corrigir deficiências verticais. O enxerto de sela é utilizado para corrigir deficiências tanto em altura como em largura.

o   Para estabilizar rigidamente o bloco córtico-esponjoso do osso dador, tanto o enxerto como o leito recetor devem ser preparados de forma a minimizar o intervalo ou espaço morto. O leito recetor deve ser relativamente plano e decorticado. Os parafusos de fixação devem ser colocados em número suficiente e inseridos na posição correcta para garantir uma estabilização rígida do enxerto.

o   A perfuração de ambos os córtices com uma broca de fissura de 1 mm criará canais vasculares. Estes locais de sangramento do leito recetor irão acelerar a neuro-vascularização do enxerto e melhorar a aderência do tecido mole sobrejacente. O aumento da vascularização irá aumentar a adesão plaquetária, melhorando assim a estabilidade do osso enxertado e a reinserção da camada periosteal do retalho de tecido mole. Finalmente, podem ser adicionadas lascas de osso aos bordos do osso enxertado para preencher os espaços entre o enxerto ósseo e o leito receptor4[,15].

FACTORES PROTÉTICOS NA SELECÇÃO DE IMPLANTES

Antes do tipo, número e localização do implante, a seleção de um desenho de prótese final é obrigatória. O paciente apresenta-se com uma arcada total ou parcialmente edêntula. Qualquer uma destas condições pode ser restaurada com próteses removíveis, fixas-destacáveis (removidas apenas pelo dentista) ou cimentadas, que são colocadas diretamente no implante ou implantes ou numa barra que lhes foi fixada. Ao planear as restaurações finais, determine se a prótese está a ser concebida para substituir dentes, dentes e tecidos moles, ou dentes, tecidos moles e osso. Quanto maior for a quantidade de tecido mole e osso a ser substituído, maior será a altura necessária para a restauração. Dependendo da quantidade de tecido duro e mole a ser substituído, é necessário planear a inclusão de mais suporte de implante em relação direta com o tamanho e a altura da prótese. As restaurações suportadas apenas por implantes requerem sempre um maior número de implantes do que as próteses suportadas por implantes e tecidos moles

OVERDENTURES

As sobredentaduras podem ser classificadas como suportadas por tecidos moles e implantes ou dentes ou puramente suportadas por implantes. As sobredentaduras suportadas por tecidos moles/implantes são suportadas pelos implantes e pelos tecidos moles e retidas pelos implantes. Para que isto seja prático na área para-sinfisária, os retentores (implantes ou dentes) devem estar numa posição que permita a construção de uma barra reta. Isto permite que vários clips internos rodem à volta da barra e permite que as selas da sobredentadura posterior sejam suportadas por tecidos moles, de modo a poderem suportar alguma da tensão dos implantes ou dentes. Se a barra for colocada na região anterior e, devido à localização do implante, tiver de ser curvada para se adaptar à forma da arcada, a sobredentadura não rodará sobre a barra e as selas posteriores poderão atuar como alavancas que tendem a soltar os parafusos de retenção, o cimento, os pilares ou os próprios implantes Sempre que possível, a esplintagem dos implantes com barras e coifas, em vez de os utilizar individualmente, é a abordagem preferível do ponto de vista da engenharia

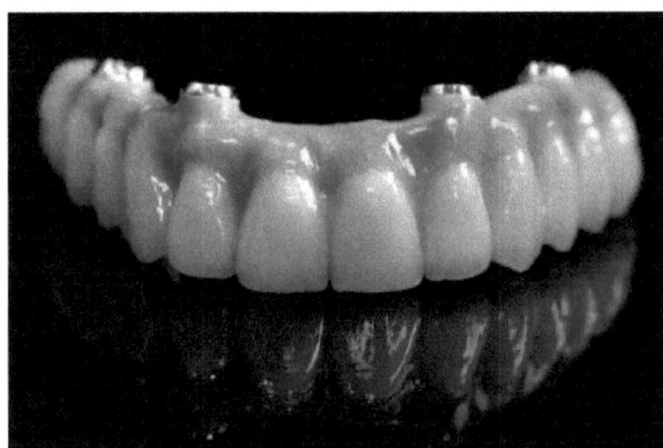

(Fig. 15)

ponto de vista. Dependendo da localização, do número de implantes colocados, do seu comprimento, da percentagem de área de superfície rodeada por osso e do tipo de dispositivos de retenção seleccionados, estão disponíveis várias formas e configurações de barras de meso-estrutura. As sobredentaduras suportadas por barras são suportadas e retidas pelas suas barras que, por sua vez, devem ser suportadas por quatro ou mais implantes de forma radicular com 10 mm de comprimento ou mais, por implantes trans-osteais ou subperiosteais. (Fig. 15)

PONTES FIXAS

o   As pontes fixas podem ser suportadas completamente por implantes, ou podem ser utilizadas em conjunto com pilares de dentes naturais. Em ambos os casos, a construção é iniciada após a colocação do pilar transepitelial (TEA) e concluída utilizando as técnicas protéticas com as quais o clínico se sente mais confortável. Podem ser escolhidos vários encaixes ou bloqueios entre os implantes e os pilares naturais. Estes proporcionam características de quebra de tensão que podem ser importantes, uma vez que os mecanismos de suporte diferem tão dramaticamente entre os implantes e os dentes naturais. (Fig. 16)

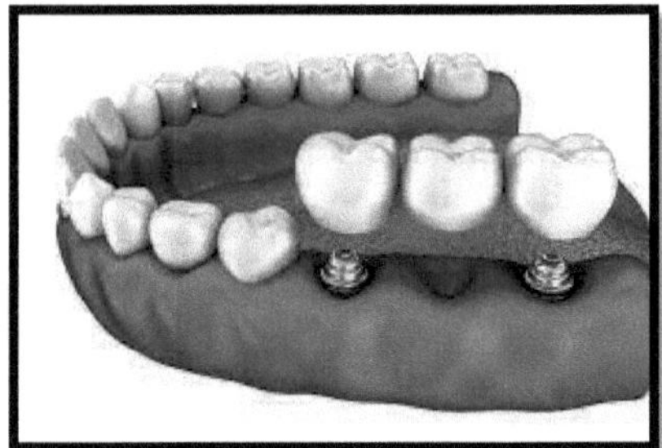

(Fig. 16)

PONTES FIXAS-DESTACÁVEIS

o   A ponte fixa destacável é uma prótese que pode ser removida pelo dentista, mas não pelo paciente. O método de fixação é através de parafusos que prendem a ponte aos implantes, aos seus pilares ou a uma barra de meso-estrutura interposta. Estas próteses são, na maioria das vezes, completamente suportadas por implantes. No entanto, os pilares de dentes naturais podem ser incorporados em pontes sobre implantes através da utilização de acessórios de semi-precisão ou coifas telescópicas com rosca interna. As técnicas utilizadas na produção de pontes fixas-destacáveis são, de longe, as mais complicadas de executar, e as oportunidades de erro são elevadas.

o   Os benefícios de poder remover estas pontes devem ser equacionados com as dificuldades de fabrico, os custos, o potencial para complicações pós-inserção e a disponibilidade do dentista restaurador para as gerir.

COROAS ÚNICAS

As próteses unitárias podem ser fabricadas de duas formas. Deve ser feita uma coroa implanto-suportada que não envolva uma dependência rígida de nenhum dos dentes adjacentes. Deve apenas encostar-se a um único implante. Estes implantes devem possuir características anti-rotacionais (i.e., hexágono, estriado, soldadura a frio). Se houver uma questão de suporte adequado, uma coroa implanto-suportada pode ser ligada com uma fixação de semi-precisão a uma ou mesmo a várias coroas adjacentes. Quando esta colocação é efectuada, o profissional deve estar ciente do fenómeno de intrusão da raiz do dente natural, particularmente quando são utilizados cimentos temporários. (Fig. 17)

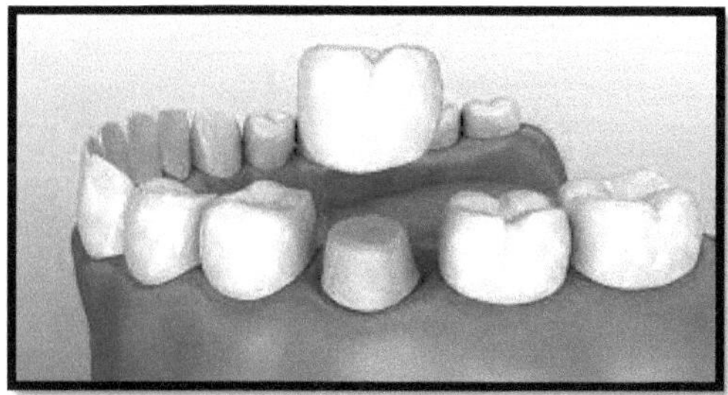

(Fig. 17)

COLOCAÇÃO DE IMPLANTES: PERSPECTIVA ESTÉTICA

➢ O planeamento adequado do tratamento com implantes é importante para obter um resultado final aceitável. Do ponto de vista cirúrgico, a necessidade de precisão na colocação de implantes varia consoante o caso individual. Na maioria dos casos, é ditada pela quantidade de osso remanescente, pela arquitetura dos tecidos moles, pela posição e inclinação dos dentes vizinhos e opostos.

➢ O planeamento pré-cirúrgico baseia-se normalmente na avaliação empírica do doente. Os moldes da maxila e da mandíbula são montados num articulador e é efectuada a avaliação de diagnóstico da largura mesiodistal e da largura vestibulolingual para a colocação do implante. A análise da sobreposição horizontal e vertical também é necessária para a restauração anterior.

Espaçamento e angulação entre implantes:

- Posição mesiodistal do implante

- Posição bucolingual do implante

- Colocação apico-coronal

POSIÇÃO MESIODISTAL DO IMPLANTE NO OSSO

É necessário um espaço mínimo de 1,25 mm entre o suporte do implante e os dentes adjacentes para uma correcta osteointegração e um menor risco de danos nos dentes naturais adjacentes.

No entanto, observa-se uma perda média de osso da crista de 1,04 mm quando o espaço inter-implantes é igual ou inferior a 3 mm, em comparação com uma perda de osso da crista de 0,45 mm quando esta distância é superior a 3 mm. Ao calcular a distância mesio-distal para selecionar o diâmetro adequado do implante, também é necessário considerar o espaço necessário para o fabrico do ponto de contacto entre as coroas. Assim, recomenda-se uma distância mínima de 1,5-2 mm do dente adjacente para obter uma estética óptima com espaço adequado para dispositivos protéticos relacionados com vários desenhos de implantes e também para a saúde dos tecidos peri-implantares.

POSIÇÃO BUCOLINGUAL DO IMPLANTE NO OSSO

Dois factores desempenham um papel importante na decisão clínica relativamente à posição vestibulolingual do implante no osso:

- Espessura óssea com irrigação sanguínea adequada

- Angulação adequada para um perfil de emergência correto

Um implante deve ser rodeado por osso com, pelo menos, 1 mm de espessura, tanto na face vestibular como na face lingual. Quando se mantém uma espessura média do osso facial de 1,8 mm ou superior após a preparação do local, o potencial de redução do osso diminui significativamente e é mais provável que ocorra a aposição óssea.

Para além disso, o corpo do implante deve estar alinhado com os dentes adjacentes e com a dentição da arcada oposta.

TRAJECTÓRIA DO IMPLANTE (PERFIL DE EMERGÊNCIA)

o   O perfil de emergência de um implante dentário depende tanto da angulação do corpo do implante como do estado atual do tecido periodontal. Os parâmetros clínicos anteriores discutidos são considerados para o perfil de emergência. No que respeita à angulação do implante, os corpos dos implantes devem ser colocados num ângulo inferior a 25 graus, uma vez que as necessidades estéticas não podem ser facilmente satisfeitas com implantes colocados num ângulo mais amplo. O clínico deve avaliar cuidadosamente as características dos tecidos moles, incluindo a quantidade de tecido queratinizado, o biótipo periodontal e a forma da papila.

o   É importante lembrar que o aumento do tecido mole não é possível sem o suporte do tecido duro. Por conseguinte, uma deficiência do rebordo no local do implante deve estar a menos de 3 mm do seu contorno ideal para permitir ao médico modificar o tecido mole de forma adequada para obter um perfil de emergência esteticamente agradável. Para ter uma localização ideal, a colocação do implante no osso requer a colocação da plataforma do implante a 3-5 mm da JCE do dente adjacente. Para além disso, as paredes vestibular e lingual devem ter, pelo menos, 1-2 mm de espessura1[45,46]. (Fig. 18)

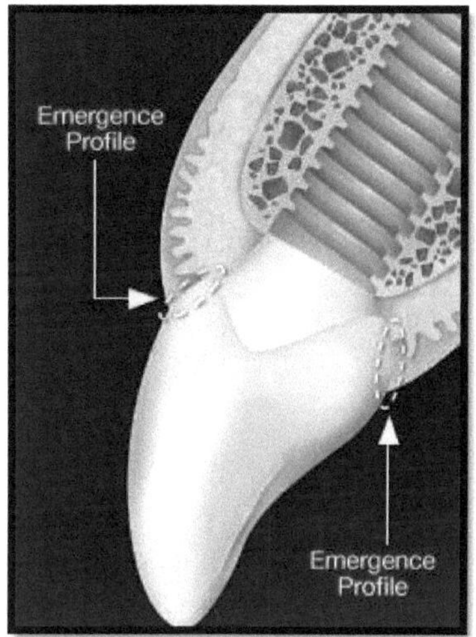

(Fig. 18)

MODELOS DE PILARES RECOMENDADOS PARA SÍTIOS DE IMPLANTES ESTÉTICOS

Pilares em cerâmica:

Existem 3 tipos diferentes:

1)   O CerAdapt (Nobel Biocare) consiste num cilindro de óxido de alumínio de alta resistência com hexágonos internos que é moldado e preparado com ferramentas de diamante e água abundante.

2)   O pilar CreaOne tem tampas de óxido de alumínio pré-fabricadas que são utilizadas como núcleo para a produção de coroas totalmente em cerâmica.

3)   O CeraBase utiliza um assento de parafuso metálico e uma plataforma com um cilindro de cerâmica de alta resistência preparável.

PILAR CERAONE:

O pilar CeraOne (Nobel Biocare, Goteborg, Suécia) foi originalmente concebido para restaurações de porcelana cimentáveis de um único dente no maxilar anterior. O hexágono macho do implante proporciona uma interface não rotativa com o pilar CeraOne. As paredes hexagonais paralelas de 3,61 mm da parte superior do pilar oferecem muitas vantagens clínicas úteis. O parafuso do pilar em liga de ouro facilita a força máxima de pré-carga quando apertado com chaves de torque electrónicas ou mecânicas. (Fig. 19)

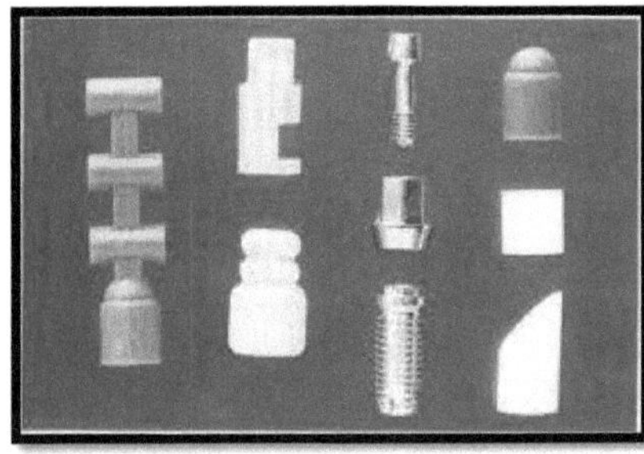

(Fig. 19)

Uma tampa de cerâmica, disponível numa forma cilíndrica para a arcada posterior e numa forma cónica para a arcada anterior, encaixa no pilar CeraOne. A tampa é feita de óxido de alumínio semitranslúcido densamente sinterizado, que foi concebido para ser fundido com porcelana e cimentado permanentemente no pilar. A porcelana é fundida diretamente à tampa cerâmica, o que proporciona uma resistência considerável à força lateral47,48.

O PILAR PROCERA:

o   Recentemente, surgiram os pilares personalizados em titânio, em que um pilar pode ser concebido por computador. O pilar Procera (Nobel Biocare, Suécia) oferece ao clínico a oportunidade de obter uma "solução de pilar para cada situação".

o   Os pilares de implantes criados com o sistema Procera foram introduzidos em 1998.

Estes pilares foram concebidos para permitir a utilização de um dispositivo de contra-torque interno para proteger a interface implante-osso enquanto o parafuso do pilar é apertado. A superfície externa podia agora ser modificada de acordo com as necessidades do dentista responsável pela restauração. O desenho modificado do parafuso facilita a inserção da cabeça das chaves de parafusos. O dispositivo de contra-torque foi melhorado para se adaptar a diferentes tamanhos de implantes e a diferentes comprimentos de pilares.

o   O pilar Procera é concebido individualmente utilizando a técnica de desenho dentário assistido por computador (CADD) ou uma técnica especial de enceramento[20]. (Fig. 20)

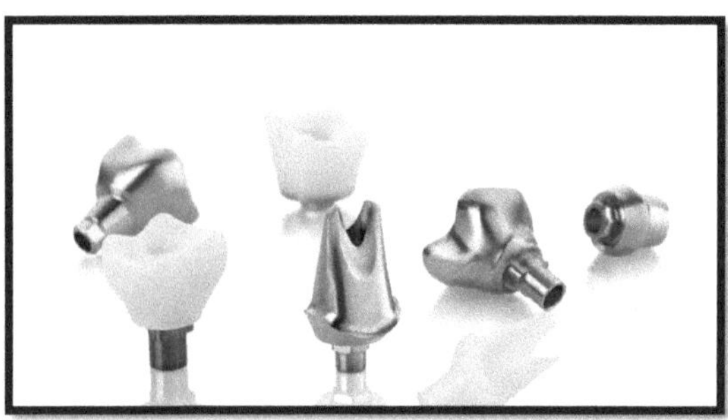

(Fig. 20)

PILAR ESTHETICONE:

Os pilares Estheticone são de titânio puro, tal como todos os pilares Branemark, têm uma base hexagonal e uma forma cónica. Existem três tamanhos; cada tamanho corresponde à altura do colar na parte inferior do pilar. Os tamanhos são 1, 2 e 3 mm, e cada um tem um parafuso de pilar de titânio correspondente, que é apertado a 20 Ncm. A restauração começa na parte superior do colar do pilar. Por conseguinte, dependendo do tamanho do pilar selecionado, a restauração pode começar a 1, 2 ou 3 mm do encaixe do implante. O EsthetiCone foi concebido para restaurações estéticas. (Fig. 21)

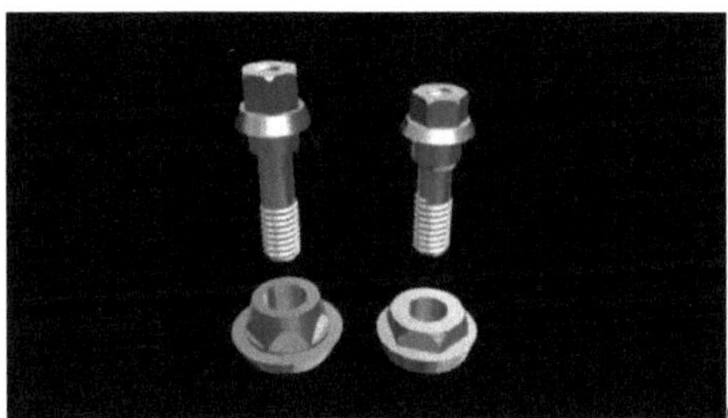

(Fig. 21)

PILAR CERADAPT:

O sistema de pilar CerAdapt foi desenvolvido para simplificar as restaurações de implantes estéticos mais difíceis. O pilar é uma alternativa totalmente em cerâmica aos pilares metálicos. O pilar CerAdapt é um pilar pré-elaborado e fresado com precisão, concebido

73

para fixar o implante hexagonal. O cilindro do pilar (12 mm de altura e 6 mm de diâmetro) é obtido através de uma técnica que utiliza alumina densamente sinterizada e altamente purificada.

A alumina tem sido utilizada para o fabrico de pilares CerAdapt devido às boas propriedades mecânicas e às possibilidades estéticas para coroas e FPDs quando se utiliza alumina densamente sinterizada como material de núcleo[44].

PILAR COMBINADO APICAL:

(Asia Pacific Implant Centre) Cumpre a dupla função de coifa de impressão e pilar definitivo. O titânio puro permite uma modificação fácil com brocas. Permite uma modificação drástica do ângulo, eliminando assim a necessidade de utilizar um pilar angulado. (Fig. 22)

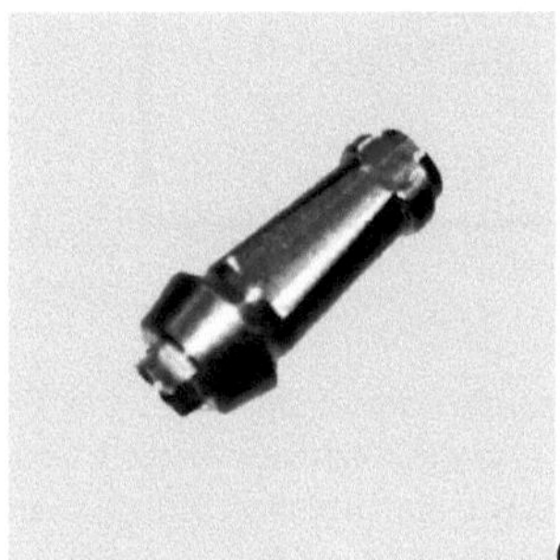

(Fig. 22)

PILARES STRAUMANN

1)   *Pilar Synocta:* O pilar synOcta de 1,5 mm é o pilar primário de eleição para restaurações aparafusadas estéticas. O pilar pode ser colocado no implante e a impressão é efectuada ou, inicialmente, é feita uma impressão ao nível do implante, seguida da colocação do pilar no molde mestre.

2)   *Pilar sólido:* O pilar sólido é o pilar mais frequentemente utilizado no sistema de implantes Straumann. É o pilar principal para restaurações posteriores de um ou vários dentes em pacientes parcialmente desdentados. Pode ser utilizado na região anterior se a margem interproximal for profunda. O pilar sólido é inserido no implante e apertado com um torque de 35 Ncm. É inserida uma tampa de moldagem e o cilindro de posicionamento é encaixado. É efectuada uma impressão e enviada para o laboratório para o fabrico da coroa[42]. (Fig. 23)

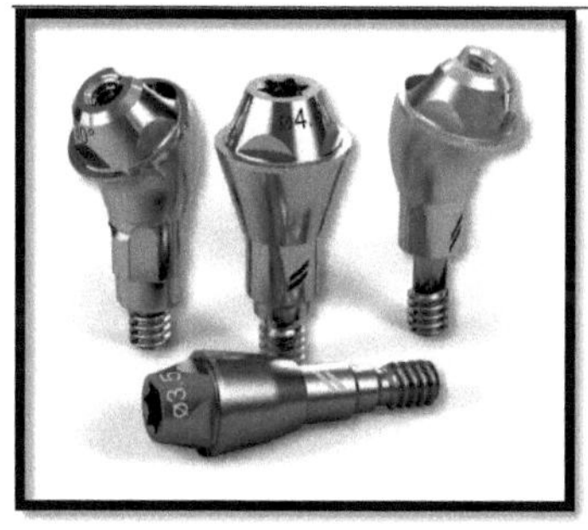

(Fig. 23)

Os pilares CAMLOG:

1)   Pilares estomacais:
Os pilares Esthomic são utilizados no fabrico de restaurações cimentáveis e estão disponíveis em versões rectas e anguladas. A versão angulada está disponível em ângulos de 15° e 20° como Tipo A e Tipo B e distingue-se por um excêntrico de 60°. Isto torna possíveis seis posições de rotação. É mais fácil obter um eixo de prótese ótimo.
2)   Pilar Logfit™:
O pilar Logfit™ é utilizado no fabrico de restaurações cimentadas preparadas com a ajuda de coifas de plástico pré-fabricadas. O pilar com código de cores é um componente de um sistema protético padronizado e está disponível nos diâmetros de 3,8, 4,3, 5,0 e 6,0 mm e em alturas gengivais de 0,8 e 1,5 mm.

3)   Pilar do telescópio:
O design do pilar telescópico permite o fabrico de coroas duplas, mesmo no caso de colocação de implantes fortemente não paralelos. O pilar personalizável tem um ângulo de cone oclusal alargado de 5°. O pilar telescópico com código de cores está disponível em 3.8, 4.3,
Diâmetros de 5,0 e 6,0 mm.
4)   Pilar universal:
O pilar universal personalizável é utilizado no fabrico de coroas duplas. O pilar com código de cores está disponível nos diâmetros de 3,8, 4,3, 5,0 e 6,0 mm.
5)   Pilar de cerâmica: Os pilares de cerâmica são utilizados sempre que é necessária uma estética de alta qualidade. Devido à utilização de óxido de zircónio, a indicação não se limita à zona anterior, mas estende-se a toda a arcada dentária. O pilar cerâmico é composto por uma base de titânio, uma manga de óxido de zircónio e um parafuso de pilar. Após a preparação no modelo, o
A manga de óxido de zircónio é ligada à base de titânio. O procedimento permite obter resultados estéticos óptimos e adaptados a situações individuais através do corte, da cozedura e da coloração do pilar de cerâmica. A altura da gengiva é de 4,0 mm.
6)   Pilar Esthomic®, Inset:
O pilar Esthomic® Inset é ideal para espaços estreitos devido à sua forma reta e fina (sem abaulamento). O ombro tem um contorno anatómico. A altura gengival é de 1,5-2,8 mm.
7)   Pilar temporário:

O pilar provisório é constituído por uma resina PEEK (poliéter-éter-cetona) de elevada estabilidade que é fácil de trabalhar com a retificação ou a aplicação de polímero autopolimerizável. É especialmente adequado para restaurações provisórias imediatas, para além das provisórias de longa duração. A altura da gengiva é de 4,0 ^{mm49} (Fig. 24).

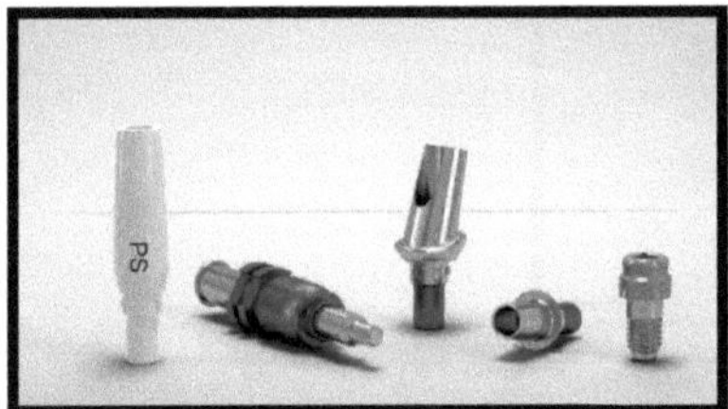

(Fig. 24)

O PILAR DO UCLA

Conceção do pilar: Após a realização da impressão ao nível do implante, quando o molde principal é fabricado com os análogos do dispositivo de fixação do implante na posição correcta, os padrões de plástico podem ser colocados e o padrão de cera desenvolvido. O padrão é então investido; a cera e o plástico serão queimados, resultando numa fundição que se encaixa diretamente na estrutura do implante. (Fig. 25)

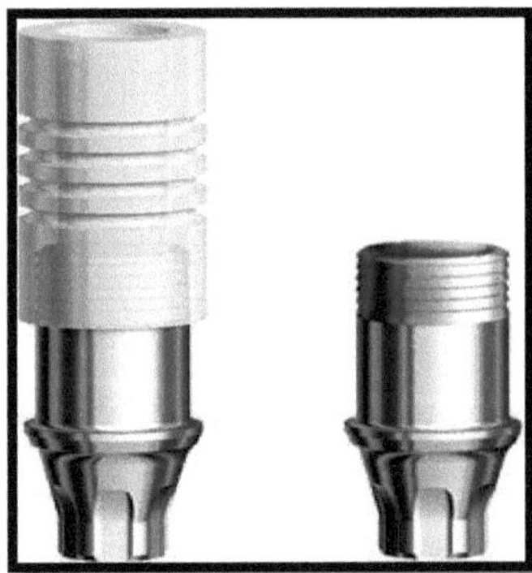

(Fig. 25)

Tipos:

i. Pilares posteriores reangulados à medida da UCLA.
ii. Pilares posteriores personalizados UCLA (sem reangulação).
iii. Pilares reangulados personalizados UCLA anteriores.
iv. Pilares personalizados UCLA anteriores (sem reangulação).

PILAR DE CICATRIZAÇÃO

Os pilares de cicatrização podem ser personalizados ou pré-fabricados (fig. 26)

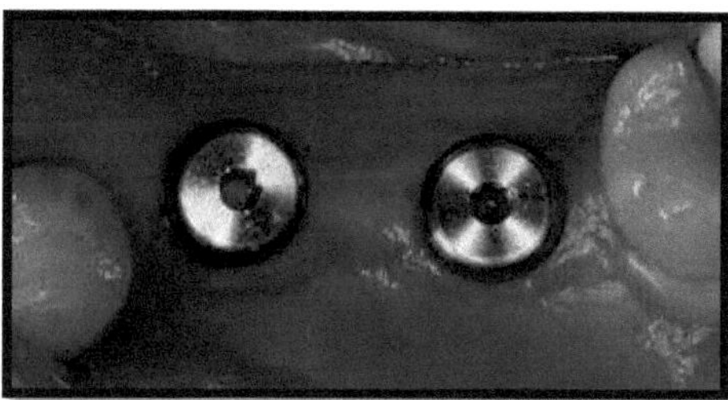

(Fig. 26)

Pilar de cicatrização pré-fabricado/anatómico:

• Os pilares de cicatrização com forma de dente personalizada são benéficos com tamanho ou forma invulgares, de acordo com a área de preocupação estética. Estes pilares aproximam-se da anatomia da secção transversal do dente perdido ou da substituição planeada ao nível da gengiva. Estes também fornecem um suporte para a cicatrização guiada do tecido mole imediatamente após a emergência do implante. A consideração mais importante na sua utilização em áreas estéticas é evitar a introdução de um contorno labial excessivo que pode resultar na recessão dos tecidos moles.

• Além disso, quando um pilar anatómico é demasiado pequeno para suportar adequadamente as papilas adjacentes ou o tecido inter-implantar, a perda da arquitetura do tecido mole recortado pode não ser recuperável. Da mesma forma, quando um pilar é demasiado grande, pode dificultar a circulação das papilas adjacentes ou do tecido mole inter-implantar, levando à perda de volume do tecido, que pode ser irreversível.

• Na maioria dos casos, é utilizado um pilar pré-fabricado que se aproxima muito da dimensão mesiodistal do dente que está a ser substituído e que incorpora o bisel labial, evitando assim a recessão do tecido labial e proporcionando um resultado estético.

Pilar de cicatrização personalizado:

• Uma técnica protética utilizada pelo cirurgião para iniciar a cicatrização precoce guiada dos tecidos moles envolve a utilização de um pilar de cicatrização personalizado com a forma do dente. Uma vez que cada forma de dente maxilar anterior é única em termos de morfologia, é pouco provável que um pilar pré-fabricado produza um resultado ideal em termos de suporte de tecidos e cicatrização guiada de tecidos moles em todos os casos.

• A introdução precoce de elementos protéticos anatomicamente correctos tira partido da dinâmica de cicatrização disponível e traduz-se em contornos óptimos dos tecidos moles e na estabilidade dos tecidos moles peri-implantares.

• A utilização de pilares de cicatrização personalizados, apesar de ser muito útil para melhorar o resultado estético, requer trabalho laboratorial, o tempo de cadeira é maior e é importante evitar cargas indesejadas nos pilares de cicatrização personalizados em forma de dente.

PROVISIONALIZAÇÃO E ESTÉTICA DE IMPLANTES

- A substituição de dentes em falta e sem esperança por restaurações fixas suportadas por implantes na zona estética é um tratamento complexo. Consiste numa série de etapas de tratamento comuns que incluem o desenvolvimento do local do implante, a cirurgia de colocação do implante, a provisionalização e o fabrico e manutenção da restauração definitiva.
- Apesar das excelentes taxas de sucesso, o tratamento com implantes apresenta alguns desafios óbvios na zona estética. As sequelas comuns da perda de dentes, que incluem a reabsorção do osso alveolar e a migração apical dos tecidos gengivais, representam um desafio considerável para a obtenção de uma estética ideal dos tecidos moles. As potenciais deficiências dos tecidos moles podem variar desde pequenas discrepâncias a defeitos graves.
- Foram desenvolvidos vários protocolos e técnicas de tratamento para contrariar este problema e podem incluir a colocação imediata e a provisionalização dos implantes dentários, o aumento dos tecidos moles e duros do rebordo edêntulo e dos locais de extração e o desenvolvimento do local ortodôntico.
- A provisionalização é uma parte integrante do tratamento com implantes na zona estética, e foram descritos vários tipos de restaurações provisórias. Estas são próteses removíveis suportadas por tecidos moles e/ou dentes, próteses fixas suportadas por dentes e próteses fixas suportadas por implantes.
- Os objectivos óbvios da provisionalização incluem a substituição estética e funcional da dentição em falta durante o tratamento.
- As restaurações provisórias também podem ser utilizadas para a moldagem/preservação dos tecidos moles na porção coronal da mucosa peri-implantar. Finalmente, a restauração provisória pode também servir as importantes funções de prototipagem estética e funcional, actuando assim como um modelo para o fabrico da restauração definitiva. A seleção de um tipo específico de restauração provisória baseia-se nos requisitos de cada caso e no plano de tratamento escolhido. Também é óbvio que alguns casos podem requerer vários tipos diferentes de restaurações provisórias durante o curso do tratamento.[45]

Estética Requisitos/Funções:

A restauração provisória deve restaurar a posição do dente em falta (pôntico), os contornos normais, a forma e o tamanho do dente pilar.

- A correspondência de cores deve ser boa
- A cor deve ser estável durante um determinado período de tempo
- Se o paciente desejar, deve ser efectuada a caraterização dos provisórios
- Os provisórios podem ser utilizados para selecionar a cor da prótese definitiva
- Os provisórios podem ser utilizados como uma ferramenta de diagnóstico para avaliar a resposta do paciente, bem como dos tecidos adjacentes, antes do fabrico da prótese definitiva
- A restauração provisória deve estabelecer o perfil de emergência no caso de próteses fixas suportadas por implantes, bem como de próteses parciais fixas imediatas

Técnicas de provisionalização em diferentes condições clínicas:

Vários métodos de restauração provisória com implantes têm sido descritos na literatura. Para facilitar a compreensão, estas técnicas para diferentes condições clínicas podem ser divididas em duas: para edentulismo parcial, para edentulismo completo.

Tabela: Técnicas para diferentes condições individuais

<table>
<tr><td>

Para edentulismo parcial

- Na fase I da cirurgia
- Na fase I, utilizando pilares de tampa
- No estádio II da cirurgia
- Na fase II com um melhor controlo gengival
- Antes da colocação do implante
- Técnica indireta
- Técnica direta
- Para um perfil de emergência ótimo
- Utilização de coifas de impressão
- Outras técnicas
  - Técnica de esgotamento
  - Coifa de resina
  - Técnica do tampão de impressão
  - Tampa de proteção

</td></tr>
</table>

<table>
<tr><td>

Para edentulismo completo

- Provisionalização imediata
- No estádio II da cirurgia
- Utilização de próteses existentes
- Prótese de conversão

</td></tr>
</table>

Para edentulismo parcial

Na fase I da cirurgia:

• Proussaefs e Lozada descreveram uma técnica para carregar imediatamente implantes de forma de raiz única com uma restauração provisória aparafusada utilizando um stent acrílico personalizado.

- Nesta técnica, foi efectuado um enceramento de diagnóstico da restauração em perspetiva, foi feita uma impressão irreversível de hidrocolóide e aplicada uma pedra de alta resistência. O stent transparente a vácuo (TVS) foi fabricado sobre este molde. Foi utilizada uma broca mais comprida e mais larga do que o tamanho previsto do implante para garantir a adequação do espaço. É criado um local recetor para um análogo de implante (RSIA).

- Um molde de resina acrílica fotopolimerizada é fabricado no duplicado do molde. Foi mantido um orifício de acesso na superfície oclusal da futura restauração. O modelo foi utilizado como guia durante a cirurgia de implante. Foi colocado um implante de forma radicular revestido a HA com rosca e foi aplicada resina acrílica autopolimerizável entre o orifício de acesso do modelo e o suporte do implante.

- Após a polimerização da resina acrílica, o molde foi removido. Um análogo do implante foi aparafusado no suporte do implante e o stent foi colocado no molde original.

- O análogo foi inserido no RSIA, e o espaço entre o análogo e a pedra foi preenchido com resina acrílica auto-polimerizável. Após a polimerização da resina acrílica, foi colocado um pilar hexagonal provisório e a posição do implante foi confirmada com o TVS. A altura do pilar foi reduzida de acordo com o espaço interoclusal.

- Após a seleção adequada da cor do dente, a resina acrílica autopolimerizável foi inserida no TVS e deixada a autopolimerizar sobre o molde. O meio de separação foi aplicado previamente.

- A restauração provisória é recortada no laboratório e ajustada intra-oralmente fora da oclusão. O tamanho vestibulolingual foi então reduzido para minimizar os [momentos] de flexão50

Na fase I, utilizando pilares sólidos:

- *David Kaiser* e *John Jones* apresentaram uma técnica que utilizava pilares sólidos. Para tal, efectuaram moldes de diagnóstico para determinar as condições clínicas pré-operatórias.

- O wax-up de diagnóstico foi desenvolvido para ter a certeza relativamente ao perfil de emergência, contornos do dente e posição do dente a ser restaurado.

- A matriz foi feita a partir de um molde anterior ou de uma coroa de policarboxilato selecionada. Adicionou-se resina à coroa provisória ou à matriz da coroa, posicionando-a aproximadamente sobre o implante dentário. O excesso de resina interproximal foi removido, a coroa foi solta durante a presa inicial e depois recolocada. Remover a coroa provisória da boca quando a resina começar a gerar calor e verificar a posição desejada da coroa provisória.

- Foi verificada a adaptação marginal da coroa ao análogo do pilar. Foi efectuado o refinamento das margens da coroa provisória. Aparar a margem até ao colo do implante sob ampliação com a utilização de uma broca de aparar de resina acrílica e contornar a restauração. (Isto mantém a forma do tecido gengival aquando da inserção). Polimento com uma roda de musselina húmida e pedra-pomes fina. O ajuste da oclusão foi efectuado e pode ser ajustado se for desejada uma carga [progressiva51].

Fabrico de uma restauração provisória antes da colocação do implante:

- São feitas impressões da maxila e da mandíbula e é efectuado um molde em pedra. É feita uma cópia encera do dente em falta e o molde é duplicado. É feito um stent formado a vácuo sobre o molde duplicado, e o local do dente em falta é preenchido com resina e depois regressa ao molde mestre.

• A posição do implante a ser colocado é marcada e é efectuado um furo através do stent e no molde de gesso. O gesso acima do análogo é moldado para permitir um perfil de emergência da restauração provisória.

• A posição vertical do análogo do implante no modelo é então marcada no molde, antecipando aproximadamente 1 a 2 mm de espessura gengival. Um análogo do implante a ser colocado é posicionado no orifício, com a sua posição vertical a colocar o topo do implante ao nível previsto do osso. O análogo é cimentado com cola de cianoacrilato. O análogo deve ser posicionado com a caraterística retentiva virada para a vestibular.

• Um pilar preparável é colocado no análogo e preparado no laboratório para permitir a colocação de uma coroa provisória. As margens do pilar devem estar ao nível da gengiva para evitar margens subgengivais profundas e para permitir uma limpeza fácil após a colocação do implante e da coroa provisória.

• Deve ser colocado um pequeno sulco ou ponto na superfície vestibular do pilar para permitir uma orientação exacta e uma retenção adicional da coroa provisória. O pilar fixo preparado deve ser deixado com uma superfície rugosa para permitir a retenção do cimento provisório na coroa provisória. A preparação do pilar resultará num pilar mais curto do que o pilar final, para permitir 1 a 2 mm de espaço interoclusal entre a coroa provisória e a restauração oposta.

• Isto é importante para evitar o carregamento do implante durante o período de cicatrização imediata. Estas coroas são provisórias e não são colocadas em oclusão. Depois de o pilar ter sido preparado, um dente de dentadura oco ou uma coroa de concha oca é revestida sobre o pilar com a utilização do modelo oposto. A coroa provisória é ajustada para evitar a oclusão. É útil deixar um espaço de 0,5 mm a 1 mm nos rebordos marginais mesial e distal.

• As margens da coroa provisória são suavizadas e polidas para otimizar a resposta dos tecidos moles. É feito um orifício no aspeto oclusal da coroa provisória para permitir o acesso ao parafuso de retenção, que fixa o pilar ao implante, e para permitir a saída do excesso de cimento.

• O parafuso de retenção do pilar é removido, e o pilar e a coroa provisória são removidos numa só peça. Na altura da colocação do implante, o cirurgião terá o pilar provisório preparado, a coroa provisória e o parafuso para reter o pilar no implante. Além disso, o cirurgião receberá um stent que terá uma cobertura total da arcada para orientar o cirurgião no momento da ^{colocação52}.

FACTORES DE RISCO ESTÉTICO

* Factores de risco locais

o Quantidade e tipo de osso
o Níveis de higiene oral
o Doença periodontal anterior e estado atual da doença
o Padrões e hábitos oclusais
o Tecido mole peri-implantar
o Tecnologia de superfície de implantes
o Colocação imediata versus colocação em duas fases
o Localização do implante
o Fator de risco sistémico
o Idade
o Sexo
o Doença reumatoide
o Esteróides de longa duração
o Redução do fluxo salivar
o Estado da menopausa

* Os factores de risco para os implantes dentários são abordados com sucesso quando o médico compreende e comunicou ao paciente os ABC da terapia estética com implantes dentários; as expectativas estéticas do paciente, as realidades biológicas do cenário clínico e as capacidades clínicas estão disponíveis para abordar as expectativas e realidades do cenário (Fig. 27)

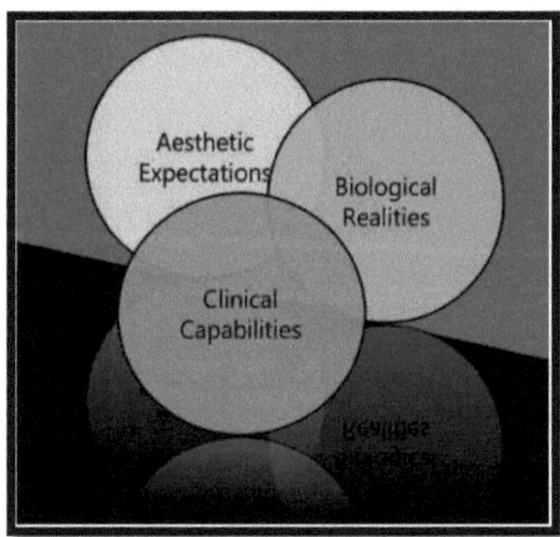

(Fig. 27)

DISCUSSÃO

O perfil da mucosa de uma coroa de implante dentário é diferente em comparação com a configuração de um dente natural. Um provisório suportado por implante pode modificar a mucosa e o perfil de emergência da arquitetura dos tecidos moles peri-implantares, melhorando também a formação das papilas interdentárias. Durante o fluxo de trabalho implanto-protético, o clínico pode decidir entre diferentes opções de tratamento antes de finalizar a coroa suportada por implante:

1.) suposição vaga do perfil de emergência definido pelo dentista
técnico, e inserção com pressão potencialmente elevada na direção da frágil mucosa do implante; ou
2.) um condicionamento gradual de um provisório fixo implanto-suportado
combinados após uma transferência de impressão personalizada do tecido mole individualizado

A implementação de conceitos de tratamento baseados em provas na prática clínica diária realça a importância de incluir resultados estéticos objectivos em estudos clínicos. Os índices estéticos são uma excelente ferramenta de comunicação para apresentar e comparar resultados de dados de investigações clínicas.

Com o aparecimento de novas tecnologias e materiais protéticos, existe uma tendência crescente para o planeamento de próteses fixas implanto-suportadas para o maxilar desdentado. No entanto, a reabilitação protética fixa do maxilar desdentado é conhecida por ser um desafio e requer um planeamento meticuloso. Tal deve-se principalmente à anatomia natural do maxilar, ao padrão de reabsorção óssea, à qualidade do osso para colocação do implante, ao desenvolvimento do perfil de emergência da prótese, a questões de higiene oral, ao papel dos dentes e dos tecidos duros na fala e à importância da prótese na estética facial e dentária. Os avanços tecnológicos e uma gama mais alargada de desenhos de próteses fixas permitiram contornar algumas destas questões. Os desenhos das próteses diferem principalmente pelo modo de retenção, pela mistura de materiais protéticos, pelo desenho da estrutura e pela utilização de material protético da cor da gengiva.

A colocação imediata de implantes (IIP) e a provisionalização ganharam um interesse científico considerável nos últimos 20 anos. Embora a minimização da duração do edentulismo e do número de intervenções cirúrgicas possa ser vantajosa para cirurgiões e pacientes, a PII não é capaz de atenuar a remodelação dos tecidos moles e duros vestibulares após a extração dentária. Isto pode resultar em resultados insatisfatórios, uma vez que a substituição estética de um único dente engloba tanto a aparência natural da restauração como a mucosa peri-implantar. A complicação mais comum após a PII é a recessão médio-facial, que afecta esteticamente o paciente

CONCLUSÃO

A sincronização da relação entre os tecidos periodontais e um implante osteointegrado deve ser organizada não só para ancorar o implante no osso, mas também para formar um selo protetor de tecido mole à volta do implante à medida que este emerge na cavidade oral. As expectativas dos pacientes relativamente à estética com função são mais elevadas do que nunca e, nesta era de modernização, o médico deve compreender a importância de um bom resultado estético. Os objectivos da terapia estética com implantes são alcançados através de um diagnóstico cuidadoso com um protocolo cirúrgico e protético bem planeado e executado. O objetivo não deve ser apenas a ancoragem do implante, mas sim proporcionar um efeito estético semelhante ao de uma vida, melhorando assim o bem-estar geral do paciente

REFERÊNCIAS

1.	Linghorne W.J, Connel D.C. Studies in the regeneration and reattachment of supporting structures of the teeth (Estudos sobre a regeneração e a recolocação de estruturas de suporte dos dentes). J.D.Res. 1950: 419-428.

2.	Kohler C.A, Ramjford S.P, Arbor A, Mich. Cicatrização de retalhos mucoperiostais gengivais. 1960: 89- 103

3.	Pennel B. M, King K.O, Wilderman M.N, Barron J.M. Repair of the Alveolar Process Following Osseous Surgery (Reparação do processo alveolar após cirurgia óssea). 1967: 70/426 - 75/431

4.	Ochsenbein C, Ross S. Uma reavaliação da cirurgia óssea. Clínicas dentárias da América do Norte. Philadelphia. PA: Saunders,1969:87-102.

5.	Hirshberg SM. A relação da higiene com a embrasura e o desenho do pôntico. Um estudo preliminar. J Prosthet Dent. 1972; 27:26-38.

6.	Preston JD. Uma abordagem sistemática ao controlo da forma estética. J Prosthet Dent. 1976
;35(4):393-402.

7.	Matthews TG. A anatomia do sorriso. J Prosthet Dent 1978; 39:128-134.

8.	Burns D, Crabtree D, Bell D. Impressão de transferência para um ajuste exato de uma inserção de coifa metálica para o implante submerso. J Prosthet Den 1987; 57:484-87.

9.	Becker.W. Desenho de retalho para minimizar a recessão adjacente a locais de implantes anteriores maxilares: Um estudo clínico. Int J Oral Maxillofac Implant 1996; 11:46-54.

10.	Paul Alboro. Considerações sobre o volume dos tecidos na prótese sobre implantes. J Prosthet Dent 1996; 11:59-65.

11.	Nicholsan L. Índice de transferência de pilares angulados múltiplos na restauração de maxilares edêntulos. J Prosthet Dent 1997; 78:605-8.

12.	Rungcharassaeng e Kan. Substituição de pilares transmucosos de estética de margem de precisão por pilares de cicatrização. J Prosthet Dent 1999;81:245-46.

13.	Barzilay I. Manutenção do contorno gengival durante o procedimento protético. J Prosthet Dent 1999; 82:377-378.

14.	Khoury F, Hoppe. A. Gestão de tecidos moles em Implantologia oral: Uma revisão da técnica cirúrgica para moldar uma arquitetura estética e funcional dos tecidos moles periimplantares. Quintessence International 2000; 31:483-98.

15.	Salam A, Pipco DJ. Técnicas de enxerto ósseo autógeno e alógeno para maximizar a estética: um relatório clínico. J Prosthet Dent 2000; 83:153-57.

16.	Chaimattayompol N, John Stanescu, Jay Steinberg, Thomas J. Vergo. Utilização de um índice vestibular de montagem cruzada para ajudar a transferir as relações espaciais de uma prótese provisória para a prótese definitiva suportada por implantes. J Prosthet Dent

2001; 85:509-15.

17.   Kinsel R,Lamb R. Desenvolvimento da estética gengival no paciente edêntulo antes da colocação de implantes dentários utilizando uma prótese removível sem flange: Um relato de caso. Int J Oral Maxillofac Implant 2002; 17:866-72.

18.   Salam A. Utilização de enxerto de tecido conjuntivo para melhorar o resultado estético do tratamento com implantes: Um relatório clínico de dois pacientes. J Prosthet Dent 2002; 87:129-32.

19.   Chaimatayompal N, Emtiaz S, Woloch M. Transformação de uma prótese provisória fixa existente numa prótese provisória fixa suportada por implantes com a utilização de um pilar de cicatrização. J Prosthet Dent 2002; 88:96-99.

20.   Sangli K, Angadi GS, Deshpande D. Aplicação de pilares em implantologia. Sociedade Indiana de Dentisteria Protética 2004; 4:7-15.

21.   Paolo G, Rotundo R, Cortellini P, Tinti C, Azzi R. Gestão das papilas interdentárias. Uma revisão e classificação das abordagens terapêuticas. Int J of Periodontics and Restorative Dent 2004; 24:246-55.

22.   Simon J. Utilização da proporção áurea no tratamento estético: relato de um caso. Dent Today. 2004 ; 23:82-84.

23.   Flavio Domingues, Neves, Gustavo Mendonc, Alfredo Julio Fernandes Neto.Análise da influência da linha labial e do suporte labial na estética e na seleção do desenho de próteses implantossuportadas superiores. J Prosthet Dent 2004; 91:286-8.

24.   Harbi. A.S. Nonsurgical management of Interdental Papillae associated with multiple maxillary anterior implants: Um relatório clínico. J Prosthet Dent 2005; 93:212-15.

25.   Yan J, Tsai M, Wong Y. Comparação entre o enxerto dérmico acelular e o auto-enxerto palatino na reconstrução da gengiva queratinizada à volta de implantes dentários: Um relato de caso. Int J of Periodontics and Restorative Dent 2006; 26:287-92.

26.   Rosner O, Gross M, Nissan J. Utilização da restauração provisória como guia radiográfico antes da colocação do implante. J Prosthet Dent 2006; 96:303-04.

27.   Kan J e Rungcharassaeng. Resposta dos tecidos peri-implantares após restauração provisória imediata de implantes com recortes na zona estética: Um estudo piloto prospetivo multicêntrico de 1 ano. J Prosthet Dent 2007;97: 109-118.

28.   Yoshiyuki H, Kiyoshi N, Takuma T, Edwin A. McGlumphy. A utilização de estruturas de implantes personalizadas com resina composta da cor da gengiva para restaurar uma arquitetura gengival deficiente. J Prosthet Dent 2007; 112-7.

29.   Leblebiciaghi B. Características dos tecidos moles e duros para a colocação ideal de implantes. JADA 2007; 138 (3): 595-62.

30.   Tae J, Billy E. Cirurgia de implantes sem retalho na região estética: Vantagens e Precauções. Jornal Internacional de Periodontia e Dentisteria Restauradora 2007; 27-33

31.   Buser D, Michael M, Weber H.P, Grutter L, Schmid B, Belser C. Avaliação da colocação de implantes com regeneração óssea guiada simultânea após extração de um

único dente na zona estética; 2008

32.   Cho H.L, Lee J.K, Um H.S, Chang B.S; Avaliação dos implantes dentários unitários maxilares na zona estética. 2010

33.   Rossi R, Morales R.S, Frascaria M, Benzi R, Squadrito N; Planeamento de implantes na zona estética utilizando um novo sistema de navegação 3D para implantes; 2010

34.   Bidra A.S: Literatura estética sobre análise estética tridimensional no planeamento do tratamento para próteses fixas suportadas por implantes na maxila edêntula - revisão da literatura; 2011

35.   Delben J.A, Goiato M.C, Filho H.G, Assuncao W.G, Santos D.M Avaliação da estética em Próteses Implantossuportadas; 2012

36.   Silva R.J, Silva F.P.Q, Carvalho J.P, Filho C.F; Avaliação da colocação de implantes imediatos em zona estética; 2013

37.   Chen S.T, Buser D, Dent M; Uma revisão sistemática que avalia os resultados estéticos após a colocação imediata e precoce de implantes na maxila anterior; 2014

38.   Lombardo G, Corrocher G, Pighi J, Mascellaro A, Marincola M, Nocini P.F; Avaliação do resultado estético de implantes de conexão cónica de bloqueio de dente único colocados no maxilar anterior após um protocolo de carga não funcional pós-extractiva; 2016

39.   Xie Y, Li S, Zhang T, Wang C, Cai X; Avaliação da aplicação atual e do progresso na utilização de malha de titânio para aumento ósseo em implantologia oral; 2020

40.   Belibasakis G.N, Manoil D; Etiopatogénese da peri-implantite; 2021

41.   Mauro Fradeani. Reabilitação estética em prótese fixa: uma abordagem sistemática ao tratamento protético.

42.   Claude. R. Rufenacth. Fundamentos de estética.

43.   Aschhiem, Dale. Dentisteria estética: uma abordagem clínica às

técnicas e materiais.

44.   Patrick. Dentisteria estética de implantes: gestão de tecidos moles e duros.

45.   Dario Adolfi . Estética natural.

46.   Mauro F. Reabilitação estética em prótese fixa: uma abordagem sistemática ao tratamento protético.

47.   Lindhe J. Clinical Periodontology and implant dentistry. 4ª edição, Blackwell Munksgaard.

48.   Newman, Takei, Carranza. Periodontologia clínica. 10ª edição.

49.   Askary AES. Considerações estéticas na substituição de dentes unitários anteriores. Implantodontia 1999; 8(1): 61-67.

50.   Buser D, Med Dent, Martin W, Belser U C. Otimização da estética para restauração

com implantes na maxila anterior. Int J Oral Maxillofac implants.2004;19:43-61.

51.   Choquet V, Hermans M, Taenow DP. Avaliação clínica e radiográfica do nível da papila adjacente a implantes dentários unitários. Um estudo retrospetivo na região anterior do maxilar. J Periodontol 2001; 72: 1364-1371.

52.   Higginbottom. Gestão protética de implantes na zona estética. Int J Oral Maxillofac implants.2004;19:62-72.

53.   Barbier L, Schepers E. Remodelação óssea adaptativa em torno de implantes orais sob condições de carga axial e não axial. Int J Oral Maxillofac Implants 1997; 12:215-223

54.   Weinberg LA. Atlas de prótese suportada por dentes e implantes.

55.   Glossário de termos de Prostodontia. (GPT 9)

56.   Buser, Med Dent, Martin W. Otimização da estética para restaurações com implantes na maxila anterior: considerações anatómicas e cirúrgicas. Int J Oral Maxillofac Implants 2004; 19(suppl):43-61.

57.   S.Jivraj, W.Chee.Planeamento do tratamento de implantes na zona estética. BDJ 2006;201: 77- 89.

58.   Glossário de termos de prótese dentária-8. J Prosthet Dent 2005; 94:1-92.

59.   Nguyen HQ, Tan KB, Nicholls JI. Load fatigue performance of implant-ceramic abutment combinations. J Oral Maxillofac Implants 2009; 2009:636 646.

60.   Winkelman R, Orth Kenneth. Implantes dentários. Tecnologia laboratorial fundamental e avançada. Pilar de um só dente.

61.   Teriklif, Proussaefs e lozada, Carga imediata de implantes de forma de raiz única com utilização de um stent acrílico personalizado. JPD 2001; 85:380-85.

62.   David K, John J. Provisionalização para uma restauração de implante dentário cimentável simples. JPD 1999; 81:729-730

63.   Michael Block, Cantor, Paulino. Restauração provisória imediata de um único dente com técnica de implante dentário e resultados iniciais. J oral and maxillofac-surg 2004;62: 1131-1138.

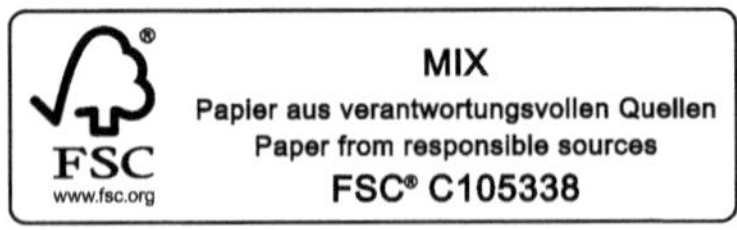

Printed by Books on Demand GmbH, Norderstedt / Germany